初めてだって
うまくいく！

よく出会う
18症例で学ぶ

プレゼンテーションの具体的なポイントとコツ

著者◉天理よろづ相談所病院レジデント
編集◉江原　淳　東京ベイ・浦安市川医療センター
　　　　　　　　総合内科
監修◉中川義久・八田和大

三輪書店

◆似顔絵イラスト
　長縄キヌエ

序文　天理の道も一歩から

　私は循環器内科医として天理よろづ相談所病院に勤務しています．この病院は総合病棟形式の研修システムを40年以上前から導入し実践してきたことで有名です．天理の研修医諸君の勉強熱心さは感心するものがあります．早朝7時半から毎日必ず開催されるカンファレンスで彼らは鍛えられ成長していきます．医師国家試験を通過したばかりの，ヒヨッコが2年間の初期研修を終えるころには見違えるように逞しく変身します．彼らにとって，この2年間は人生において最も活気に満ちた時間といえるでしょう．

　この文章を書いている自分の年齢は50歳です．最近は，一日が，一年が，すごく早く経過すると感じるようになりました．これを「ジャネーの法則」というそうです．フランスの哲学者であるポール・ジャネーが提唱した心理学用語で，「主観的に記憶される年月の長さは年少者にはより長く，年長者にはより短く評価される」という現象を指すそうです．48歳からの2年間に自分のどこが変化したのか，成長したのかを考えると愕然とします．退歩こそあれ進歩した面は皆無のように思われます．研修医諸君の成長のエネルギーの一部でも自分が吸収できないか，と考えたのが本書籍の企画の始まりでした．

　カンファレンスでの初期研修医の成長の鍵は，繰り返されるプレゼンテーションにあります．彼らは新規入院患者のプレゼンテーションを全て記憶して行います．記憶して行うことによって，自分が聴き手になった時に頭の中に患者像を立体的にイメージすることが可能になるからです．カンファレンスには一年上級の先輩医師や後期研修医たち，さらに指導医も加わって質問が飛び交います．問題点を指摘する厳しい意見ばかりではなく，「君，なかなかするどいね！」といった褒め言葉も時には織り交ぜながら活発な議論が続きます．限られた時間のなかで自分の考えをどううまく表現するかという技術がプレゼンテーションには求められます．自分の考えを相手に伝えるためには，内容を構成し伝達しなければなりません．毎日プレゼンテーション

を繰り返すことによって，聴き手を納得させるコミュニケーション能力が向上するのです．この能力は医療関係者間での情報伝達だけでなく，患者さんとの関係においても重要なものです．「相手が求める内容を正確に把握」し「わかりやすい言葉で話す」ことが鍵になるからです．

　本書の企画目標は，天理よろづ相談所病院の早朝カンファレンスを誌上に活き活きと再現することです．教育的な症例を実際にプレゼンテーションする場面を想定しています．初期研修医の稚拙なプレゼンテーションが磨き上げられていく過程です．「千里の道も一歩から」という諺がありますが，プレゼンテーション法の習得においては「天理の道も一歩から」といえる内容と自負しています．本書の読者がカンファレンス参加者となり，見違えるように成長することを期待しています．

　チーフレジデントの江原君をはじめとした天理よろづ相談所病院の初期・後期研修医諸君の総力を結集して本書は完成しました．監修いただきました指導医の先生方にも感謝しています．本書の製作に尽力いただいた三輪書店の佐々木理智氏の頑張りには本当に感謝しています．自分自身も本書の作成期間中は研修医諸君と時間軸を共有し，「ジャネーの法則」を否定するかのような有意義な時間を経験できたことが最大の喜びでした．
　2012年11月

天理よろづ相談所病院　循環器内科部長　中川義久

CONTENTS

序文 ——— iii

第1章 フルプレゼンテーションの基本

① 天理よろづ相談所病院でのプレゼンテーションの掟 ……… 2
② プレゼンテーションにこだわる理由 ……… 2
③ 症例プレゼンテーションの「型」をマスターしよう ……… 4
④ プレゼンテーションの「型」は診療の流れの再現である ……… 6
⑤ プレゼンテーションは推理小説である ……… 9
⑥ 絶対に覚えておくべきプレゼンテーションルール ……… 12
⑦ 各パートの上手なまとめ方 ……… 13

第2章 症例で学ぶフルプレゼンテーション【入門編】

症例1 腎生検目的に入院となった43歳男性
（微小変化型ネフローゼ） ……… 26
症例2 市中肺炎で緊急入院した80歳女性 ……… 39
症例3 悪性リンパ腫の82歳女性 ……… 50
症例4 肺癌の化学療法変更目的に入院となった63歳女性 ……… 62
症例5 脳卒中で緊急入院となった55歳男性 ……… 78

症例6　左季肋部痛にて早朝に救急外来を受診した31歳男性
　　　　（急性膵炎）……………………………………………………… 90
症例7　多発関節痛を主訴に来院した21歳女性
　　　　（全身性エリテマトーデス初発例）…………………………… 102

第3章　ショートプレゼンテーション編

- ●ショートプレゼンテーションが行われるとき ……………………… 116
- ●コンサルト先の専門科サイドからよく聞かれる苦情 ……………… 116
- ●ショートプレゼンテーションのテンプレートを覚えよう！ ……… 117
- ●コンサルト実例をみてみよう………………………………………… 117

症例8　救急外来で上級医へのコンサルテーション①
　　　　（ろれつ困難と右上肢麻痺を主訴に来院した83歳男性）… 118
症例9　救急外来で上級医へのコンサルテーション②
　　　　（1週間前からの咽頭痛を主訴に来院した27歳女性）…… 125
症例10　循環器内科医へのコンサルテーション
　　　　（胸痛で救急搬送された70歳男性）………………………… 129
症例11　消化器外科医へのコンサルテーション
　　　　（腹痛を主訴に来院した40歳男性）………………………… 135
症例12　入院患者の他科へのコンサルテーション
　　　　（呼吸器内科入院中に閉塞性黄疸を発症した症例）………… 142

第4章 症例で学ぶフルプレゼンテーション【応用編】

- **症例13** 全身倦怠感, 炎症反応高値の精査目的に入院となった84歳男性（不明熱） ……………………………… 150
- **症例14** 治療のその後…・85歳男性（誤嚥性肺炎） ……………… 165
- **症例15** 意識障害で緊急入院となった80歳女性（肝性脳症） ……………………………………………… 173
- **症例16** 進行性の筋力低下を主訴に来院した67歳男性（筋萎縮性側索硬化症：ALS） …………………… 185
- **症例17** 咳を主訴に来院した53歳女性（過敏性肺臓炎） ……… 198
- **症例18** 発熱・意識障害のために即日入院した61歳男性（感染性心内膜炎） ……………………………… 212

あとがき …………………………………………………………… 224

クリニカルパール

………… 24, 49, 77, 101, 114, 124, 128, 134, 141, 148, 164, 172, 184

◆執筆者一覧

和泉清隆	総合診療教育部　ジュニアレジデント
伊藤克弘	総合診療教育部　ジュニアレジデント
稲尾　崇	総合診療教育部　ジュニアレジデント
江原　淳	内科ローテイト　シニアレジデント　兼　チーフレジデント
武田親宗	神戸市立医療センター中央市民病院　麻酔科・集中治療室（平成24年ジュニアレジデント修了）
長畑洋佑	神戸市立医療センター中央市民病院　血液内科（平成24年ジュニアレジデント修了）
橋本就子	内科ローテイト　シニアレジデント
高橋佑典	総合診療教育部　ジュニアレジデント
辻　貴宏	呼吸器内科　シニアレジデント
安田真織	総合診療教育部　ジュニアレジデント
上戸　賢	泌尿器科　シニアレジデント
板東由加里	神戸大学医学部附属病院　泌尿器科（平成24年ジュニアレジデント修了）
吉川貴章	消化器内科　シニアレジデント
長野広之	総合診療教育部　ジュニアレジデント
小笹勝巳	産婦人科　シニアレジデント
安田一行	呼吸器内科　シニアレジデント
田中寛大	神経内科　シニアレジデント
奥宮太郎	神経内科　シニアレジデント
砂田拓郎	泌尿器科　シニアレジデント
西野裕人	腹部一般外科　シニアレジデント
岡森　慧	内科ローテイト　シニアレジデント
中塚賀也	呼吸器内科　医員（平成24年呼吸器内科シニアレジデント修了）

日和良介　大阪赤十字病院　リウマチ・膠原病内科（平成24年内科ローテイトシニアレジデント修了，平成23年度チーフレジデント）

佐田竜一　総合診療教育部　医員（平成23年総合内科シニアレジデント修了）

◆執筆協力＆校閲者一覧

石井　均　副院長　内分泌内科　前部長
石丸裕康　総合診療教育部　副部長　兼　救急診療科　副部長
大花正也　内視鏡センター長
郡　義明　白川分院　院長　総合診療教育部　前部長
末長敏彦　神経内科　部長
田口善夫　呼吸器内科　部長
次橋幸男　総合診療教育部　医員　兼　在宅世話どりセンター　医員
神辺大輔　神経内科　医員
安田武洋　呼吸器内科　医員
吉村玄浩　腹部一般外科　部長
東　光久　総合診療教育部　医員

◆本文イラスト

川崎聡子　放射線部　シニアレジデント

◆編集

江原　淳　内科ローテイト　シニアレジデント　兼　チーフレジデント

◆監修

中川義久　循環器内科　部長
八田和大　総合診療教育部　部長

各所属は執筆当時（2012年12月時点）

●記号凡例

研 研修医(プレゼンター) **研** 研修医(プレゼンター以外) **上** 上級医 **指** 指導医
腎内 腎臓内科専門医 **腫内** 腫瘍内科医 **循内** 循環器内科医 **消外** 消化器外科医
消内 消化器内科医

第1章 フルプレゼンテーションの基本

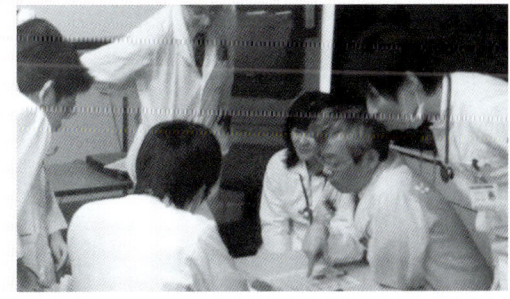

週1回行われるレジデントカンファレンスでは各科の部長がレジデントのコンサルトに応じる.

No presentation, No Tenri resident life
プレゼンなくして天理のレジデント生活は語れない．

❶ 天理よろづ相談所病院でのプレゼンテーションの掟

　本書は臨床現場におけるプレゼンテーションについて，天理よろづ相談所病院が長年培った方法論をまとめたものである．

　現在臨床研修病院を開始して40年，天理よろづ相談所病院はとりわけ症例プレゼンテーションにはこだわりを持って教育を続けてきた．

　研修医は総合病棟ローテーション中に入院患者が当たると翌日のモーニング・カンファレンスでフルプレゼンテーションをすることが義務づけられている．まだ右も左もわからない研修医であっても所見を順に提示し，入院計画を述べなければならない．メモを見ることは許されず，病歴や所見は暗記，入院計画も自分の意見として述べることが要求される．

　「患者にとって重要な情報を把握し，マネジメントについて自分の意見を持ててはじめて一人前の受け持ち医である」という考え方に基づき，昭和51年（1976年）のレジデント制度発足から現在に至るまで頑固にこの形式を貫いてきた．

❷ プレゼンテーションにこだわる理由

●当日のうちに情報をまとめられるようになる

　研修医は患者の入院翌日のカンファレンスの場で患者さんの情報を的確に要約し，また問題点を挙げ，それに対する対処法をプレゼンテーションできなければならないわけだが，となると，入院当日中に必要な情報をきちんと収集し，問題点や治療方針については教科書を引いたり上級医に尋ねたりなどで細かい点を詰めておく必要がある．翌日にプレゼンテーションがあることで，当日のうちに情

報をまとめる習慣が自然と身に付いてくる．

●人前で臆せず話をする訓練になる

　医師となれば外来で，病棟で，病状説明の場で，患者さんに何度も話をする．またコンサルトやカンファレンスでは他の医師に話をし，学会などでは大人数の前で発表をする．医師は説明をする場面が非常に多いのである．それにもかかわらず，医学生は他人に自分の考えを話すということに関して通常あまりトレーニングを受けていない．ペーパーテストならできるのに，口頭試問ではやけに難渋したというような経験はないだろうか？

　相手が理解できるように上手に自分の考えを伝えるには話をする訓練も必要で，訓練の場として話をする機会はできるかぎり多いほうがよい．症例プレゼンテーションはその代表的なものである．研修医のうちに何度もプレゼンテーションを経験し，フィードバックを受けることでプレゼンテーション力が鍛えられていく．

●自分の言葉で意見を表明できる

　病歴や治療方針を「自分の言葉で」述べることがとても重要である．実際の治療方針は外来主治医や指導医があらかじめ決定していることが多く，それをそのまま受け売りするだけでもそれなりにプレゼンテーションはできる．しかしプレゼンテーションの場では「私はこう思う」というコンテクストでしゃべることが要求されるので，治療方針に対し自分なりの意見，解釈を持っておかなければならない．「どうしてその方針になったのか」と言われ「上の先生がそう言ったからです」という答えしかできないようではいけない．

●出力することによる学習効果

　症例プレゼンテーションには高い学習効果がある．医学知識の勉強というと，通常分厚い教科書を読み込むこと，と思われがちである．それはもちろん今日においても変わらないが，一方で近年の研究では，学習においては「入力を繰り返すよりも，出力を繰り返すほうが，脳回路への情報の定着がよい」ともいわれている．勉強したことを踏まえて，自分の言葉で何度もプレゼンテーションする

（＝出力する）ことで，より高い学習効果が生まれる．

●フィードバックから成長する

プレゼンテーションでは病歴が不足していたり，身体所見がとれていなかったりすると四方八方からいわゆる「ツッコミ」を受けることとなる．「ADL低下って言ってるけど，以前に何ができていて今何ができなくなっているの？」「発熱には悪寒戦慄をともなったのかな？　体重減少の有無は？」「浮腫の pit recovery time は？」などなど，うまく答えられず，集中砲火により沈没してしまうレジデントもしばしばいる．

最初はツッコミにめげてしまいそうになるものだが，カンファレンスを重ね，同僚や先輩の発表をたびたび聞くことで，ある場面でよく耳にする質問やコメントというものがわかってくる．そうした積み重ねから，「この症例ではこうしたことを押さえておくとよいのだな」というコツを自然に体得することができる．

❸ 症例プレゼンテーションの「型」をマスターしよう

それでは，実際の症例プレゼンテーションの仕方について話を進めていこう．

プレゼンテーションというとスティーブ・ジョブズやオバマ大統領のような情熱的な演説を思い浮かべるかもしれないが，医療の臨床現場でのプレゼンテーションは国家や会社の戦略ではない．「患者の臨床情報」を伝えるプレゼンテーションには，あらかじめ決まった「型」が存在する．

図1に示したようにプレゼンテーションの型，すなわち流れは「病歴」から始まり「身体所見」，「血液検査所見」，「画像所見」，「プロブレムリスト」，「アセスメント＆プラン」の順番に進んでいくのが伝統的な症例提示の「型」である．フルプレゼンテーションはこの型に沿って進めていく．型は「お約束」であるので，まずは型どおりのプレゼンテーションができるようになろう．

第1章　フルプレゼンテーションの基本

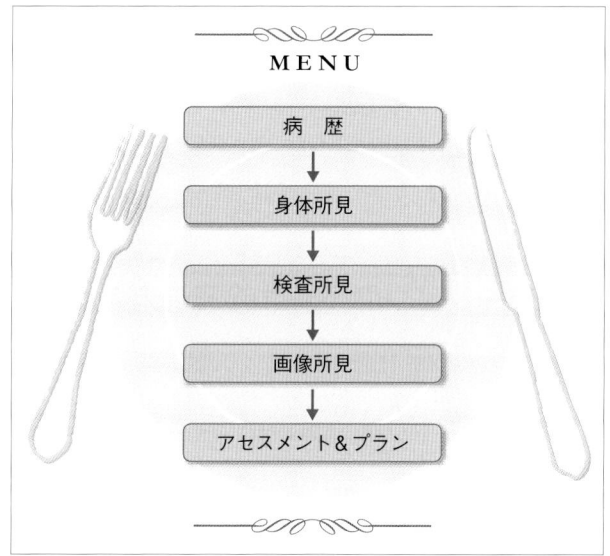

図1　プレゼンテーションの型

　型どおりに，一つひとつ進めていくという意味では，症例プレゼンテーションはコース料理に例えることができる．イタリアンレストランでは前菜，パスタ，メイン，デザートという順に料理が運ばれてくる．

　症例プレゼンテーションでいわば前菜にあたるのが「病歴」であり，それも「年齢，性別」「主訴」から始めるのが通例である．病歴のあとは「身体所見」が続き，その時点で聞いている側は「血液検査，画像検査」→「プロブレムリスト」がその後に出てくるのかな，と予想している．メインディッシュに該当するのは「アセスメント&プラン」(特にこれまでの所見をまとめ，診断仮説を述べるアセスメント)であり，プレゼンテーションの最も重要なパートと位置づけられる．

　シェフがメイン料理を美味しく食べてもらうためにそれまでの皿をどう組み立てればよいか日々思案しているように，症例のプレゼンターは病歴から身体所見，検査所見といった素材をどう用いれば

説得力のあるアセスメント&プランにつながるかについて工夫し，意識して努力を重ねる必要がある．

症例ごとの具体的な方法については「第2章　症例で学ぶフルプレゼンテーション【入門編】」「第4章　症例で学ぶフルプレゼンテーション【応用編】」の章を読んでほしい．

❹ プレゼンテーションの「型」は診療の流れの再現である

標準的な症例プレゼンテーションの型について触れたが，なぜこの順番で述べることが「お約束」になっているのだろうか．筆者なりの意見を述べる．

プレゼンテーションの型は実際の診療の流れの再現になっているため，型に沿って聞いていくと，聴き手の医師は自分が診察室で患者さんの話を聞き，診察しているときの場面と考えを追いやすいためではないかと思う．

研修医のプレゼンテーションを指導医が聞いている場面で見てみよう．

研「症例は29歳男性，主訴は腹痛です．」

プレゼンテーションは年齢，性別，主訴から始まる．聞いている医師は診察室にこうした患者を招き入れた時のことを容易にイメージできる．そしてこの時点で医師の思考（診断推論）はスタートしている．

(29歳と若年だ．頻度からいえば感染性胃腸炎が多いが，虫垂炎や胃潰瘍穿孔を見逃してはいけない．虚血性腸炎は年齢からかなり確率が低そうだ．) …等々．

次にプロフィールから現病歴に進む．

🔬「会社勤めで独身，タバコは吸わず飲酒は付き合い程度です．
既往は15歳時に虫垂炎があります．
2日前から上腹部の間欠的な痛みがあり，市販の薬を服用しましたが改善していません．
食事はいつもの3割程度に減少しています．…（以下略）」

　プレゼンテーションを聴きながら，聴衆は自分が診察室で患者さんの話を聞き，質問をしている場面を重ね合わせる．その時点の自分ならどう考えるか，自らの推論を組み立てていく．

（虫垂炎の既往があるということだが虫垂は切除されたのだろうか？　保存的に治療したのであれば再燃も考えられる．最近，生の食べ物を摂取したとか，周囲に同じような症状の人がいるようであれば感染性腸炎を考えるが，そうしたエピソードはないだろうか？　下痢は？　血便は？　血便まであるようであれば小腸より大腸の炎症が示唆されるし，急性の症状だが潰瘍性大腸炎の可能性も少しはある．その場合は実は以前に同じようなことがなかったか聞かないと…）

　診察している時のようにさまざまな診断仮説が聴き手の頭の中を駆けめぐる．鑑別に必要な情報が足りなければプレゼンターに追加で質問を投げかける．診察室では患者さんに直接質問することになるが，カンファレンスではプレゼンターに答えてもらうわけである．

👉「下痢はどうだった？」「周囲に同様の症状の方はいませんか？」「血便はありませんか？」「あるとすれば以前にもそうした症状はなかったですか？」

　これを聞いたプレゼンターや周囲の医師は（感染性腸炎や炎症性腸疾患の可能性を念頭に置いて質問しているのだな）と考える．

プレゼンターからの情報が足りなければ病歴の段階で鑑別を絞り込むことができないため，診断を絞るための質問が四方八方から繰り返されることになる．

　病歴部分が終われば，プレゼンテーションは身体所見に移る．実際の診療でも話を十分聞いた後に診察に移るので同じ流れである．

🔬「体温 37.4℃，血圧 112/74 mmHg，脈拍 80
眼瞼結膜に貧血，黄疸は認めず，咽頭発赤なし…（中略）
上腹部正中に軽度の圧痛がありますが，tapping 程度ではひびかないです．…（略）」

　ここでも聞いている医師は自分が身体所見を確認している時と同じように，先ほどの診断仮説の吟味を繰り返している．

（微熱があるので炎症性の疾患が考えられる．血圧や脈の所見からは重度の脱水はなさそうだ．圧痛は上腹部で，部位からは胃や膵，胆道系感染などが候補か．ただ消化性潰瘍単独では熱の説明はつきにくいが，胆嚢炎にしては若い年齢で…云々）

　ここでも足りない所見があればプレゼンターに質問がいく．

👆「Murphy sign は確認しましたか？」

　実際の診療では身体診察の後，診断仮説を基に採血検査や画像検査をオーダーし，結果を待つという流れになる（もちろん検査をしない場合もある）．そして症例プレゼンテーションも同様に採血結果，画像検査の結果と進んでいく．

🔬「画像所見です．腹部単純 X 線写真では，free air や腸管拡張像を認めません．腸腰筋の陰影も両側で明瞭です．（以下略）」

最後に，ここまでの情報を基にプロブレムリストを立て，「アセスメント＆プラン」へ進む．

　研「プロブレムとして若年男性に生じた水様性下痢を伴う上腹部痛を挙げました．3日前に生焼けの肉を食べ，周囲に同様の症状の方がいることから感染性腸炎を第一に考えます．軽度の炎症反応上昇があり，腹部超音波で小腸壁の肥厚が見られることは感染性腸炎として矛盾しません．

　飲水が可能であるので整腸剤を処方して保存的に経過を見る方針としました．」

　実際の診療の場面では，上記の内容を患者さんに説明して帰宅してもらうことになる．

　このように症例プレゼンテーションの型は，実際の診療の流れに一致しており，医師の思考の流れを追っていく形式になっているのがわかってもらえると思う．したがって伝統的な症例プレゼンテーションを繰り返すことで，実際に患者を診療する時の思考の流れも同時にトレーニングすることができる．

❺ プレゼンテーションは推理小説である

　プレゼンテーションは患者の訴える問題を論理的に解いていくという面もある．プレゼンテーションの型（流れ）は，診療の流れや医師の臨床推論の流れに一致していると書いたが，単に経時的な流れを追っているだけでなく，流れの中で手がかりを集め，問題の原因を突き止めていく，という一面もある．そうした側面から診断学はしばしば推理小説に例えられる．

　繰り返しになるが症例プレゼンテーションは年齢，性別，主訴から始まる．先ほどの例では「29歳男性の腹痛」であるが，これが論

証すべき命題といえる．そして論証の材料として病歴や診察所見，検査所見が挙げられ，最終的に「彼の腹痛の原因は第一にXX（病名）と考えられる．したがってXXの治療が選択される．」と命題に対して答えを挙げるのがアセスメント＆プランのパートとなる．

　結論に説得力を持たせるためには根拠となる所見がきっちりとまとまっていないといけない．

　一般的な例を挙げてみよう．

《問題》これは何か
①これは果物である．
②赤くて，手拳大くらいのサイズかもう少し大きい．
③表面の皮は薄く，内部は黄白色で食べるとシャリシャリという．
④イチゴやトマトではない．

《解》①〜④の情報よりこれはリンゴであると考えられる．

　当たり前じゃないか，と思うかもしれないが，症例プレゼンテーションも構造的にはこれと同じである．

　問題に対するアプローチの別の例として，シャーロックホームズがワトソンに初めて会ったとき，一目でワトソンがアフガニスタンにいたことを言い当てた推理の過程を見てみよう．

「長い間の習慣で，思考の途中経過を意識しないうちに結論に達してしまうのだが，順序を追って説明するとこうなる．『医者らしいが，軍人の雰囲気をもった男，といえば，軍医ということになる．顔は黒いが，手首は白いから，熱帯地方から帰ったのだろう．彼のやせこけた顔を見れば，苦労し，病気をしたのはすぐわかる．左手の動きがぎこちないところをみると，左腕にけがをしているな．英国の軍医がこんな目にあう熱帯地方といえばアフガニスタンしかない』ぼくがこれだけの推理をするのに一秒とかからなかった．それ

で，アフガニスタンにおられたのでしょうと言い，君がびっくりしたというわけだ」（アーサー・コナン・ドイル『緋色の研究』1887，角川書店より引用）．

《ポイント》
①医者と軍人の両方の雰囲気を持っている．
②顔が黒く手首が白い．
③顔がやせこけている．
④左手の動きがぎこちない．
⑤英国の軍医が過酷な目にあっている熱帯地方はアフガニスタンである．

このような事実を総合して，②から熱帯地方帰り，③④から苦労していることを読み取り，⑤と合わせアフガニスタン帰りであると推理したわけである．

鑑別診断も構造的には同じである．

《問題》29歳男性の腹痛の原因は何か
《根拠となる所見》
①2日前と比較的急性の発症である．
②以前に生ものを食べ，周囲に同様の症状の者がいる．
③水様性下痢を伴っている．
④発熱や炎症反応の上昇を認めるが，比較的軽度である．
⑤腹部超音波では小腸壁の肥厚が見られる．膵や胆道系に異常は認めない．
《解》①～⑤の所見より第一には感染性胃腸炎と考える．

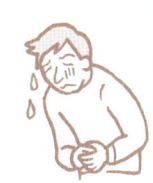

となる．材料となる所見が揃ってないと解（アセスメント＆プラン）に説得力がなくなってしまう．診断に至るのにどのような材料が必

要であるかについては，疑っている疾患や他の鑑別診断についてよく理解している必要がある．これらは一朝一夕では身につかないが，プレゼンテーションを重ねることでそうした知識が整理され，理解が深まるものでもある．

❻ 絶対に覚えておくべきプレゼンテーションルール

前述の論証と関連して，プレゼンテーションの全項目に必須のルールについて触れておきたい．

> ⚠ 病歴，身体所見，検査所見，画像検査はいずれも所見（英語ではfindings）であって，具体的な事実のみを述べ，解釈を含んではいけない

解釈や自分の考えはアセスメントで述べる．これは当院で1年目の研修医に口を酸っぱくして指導している内容である．よくありがちな失敗例を挙げておこう．

例えば，患者が4日前から風邪を引いたと言ったからといって，それをそのまま「4日前から風邪を引いていました．」とプレゼンテーションで述べてしまう研修医がいる．"風邪を引いた"ということは医学的にはウイルス感染による上気道炎であったという意味になるが，本当にそうであったかはまだわからないにもかかわらず，患者さんが言っていたので，とそのまま流用してしまうのである．これは病歴がきちんと聴取できていないことを明白に示してしまうことでもある．「具体的にどんな症状だったのですか？」と患者に聞き直し，プレゼンテーションにて「4日前から咽頭痛，鼻汁，乾性咳を認めていました」というように表現するとよい．

また，患者は「XXの薬を飲んだせいで腰が痛くなった」というように因果関係を含めて訴えることもしばしばあるが，プレゼンテーションでは「XXの薬を内服し，1日後から腰痛が出現した」という時系列の表現にとどめる．因果関係には解釈が含まれており，

所見の中に具体的な事実とプレゼンターや患者の解釈が混在していると，どこまでが客観的な事実なのか，聞いているほうはわからなくなってしまうのである．

研修医のプレゼンテーションでは身体所見や検査所見で，「右下腿に蜂窩織炎があります」「右肺に癌があり…」などの言い回しをよく聞くが，これらのいずれも解釈である．事実としてあるのは「発赤，腫脹」や「腫瘤性病変」であって，その機序や病名についてはアセスメントのパートで述べるようにする．

❼ 各パートの上手なまとめ方

If you listen, the patient will tell you the diagnosis

William Osler

病歴は患者から聴取する．良い病歴が得られれば診断にぐっと近づくことができる．一方で患者は医療者ではないので，往々にしてまとまりのない話をしがちである．具体例を見てみよう．

「4週間前から足がしびれていたんですけど2日ほどで良くなって，3週間前から腰も痛くてこれはスーパーで買った湿布を貼るとすぐ良くなりましたが，2週間前からなんとなくだるくなり4日前から寒気がして熱を測ると37℃後半でてたんです．2日前に鼻水がでて1日前に喉が痛くなってたんですが，そういえば2カ月前に孫が風邪を引いて……」

患者の話す病歴は得てしてこのような感じである．そして慣れない研修医はこの「患者の話」をそのまま現病歴としてプレゼンテーションしてしまい，聞いている側はいったい何の話かわからず混乱してしまう．

医療者は患者の問題の原因を究明し，治療につなげなくてはなら

ない．そのためには，患者が語った内容を「医学的な情報」に翻訳する力が求められる．
どうすればよいのだろうか．

❶解決すべき一番の問題点＝主訴を決める

　主訴は，鑑別の入り口である．入り口でつまずくと当然ながら正しい道筋は描かれない．症状が一つしかない場合は迷わないが，いくつかある場合，主訴の選び方によってその後の組み立てが大きく異なる．

　上記の例でも症状は足のしびれ，腰痛，倦怠感，発熱，鼻汁，咽頭痛など多彩である．主訴の選び方としては，

・最も患者が困っている症状
・医療者から見て，一番に解決すべき問題点
・鑑別診断につながりやすい症状

を選ぶ．訴えが多い患者には「今一番お困りのことはなんですか？」と質問すればよい．

　鑑別診断につながりやすい，ということは一見わかりにくいかもしれないが，例えば主訴：倦怠感といわれて鑑別診断を考えてみてほしい．ほぼありとあらゆる病気が倦怠感の原因になり得るため鑑別は無数にあり，絞り込みにくい．問題解決のためには，最終的に鑑別をある程度絞り込まなければならないので，いくつか症状がある場合には鑑別が絞りやすいものを優先的に選ぶ．先ほどの患者であれば，しびれや腰痛はある程度改善しているので「一番困っていること」「一番に解決すべき問題点」ではなさそうである．鼻汁や咽頭痛を軸として鑑別を立てられなくもないが，その場合「発熱」はあくまで随伴症状でオマケという位置付けになる．この場合は「発熱」を軸＝主訴として他の症状を随伴症状と位置付けるのが一般的ではないだろうか．

❷主訴となる症状の推移を整理する

　主訴が決まれば，そこにフォーカスして病歴を組み直していく．
・いつから始まったのか
・どの程度なのか（発熱であれば37℃なのか39℃なのか）
・どのように推移しているのか（悪くなっているのか良くなっているのか）
・他にどのような症状を伴っているか

　症状の起こり始めについては特に注意が必要で，患者が「4日前から」と言ったとしても「じゃあ5日前には全くなかったのですか？」と聞くと「そういえばその前も少しは症状が出始めていた」ということがしばしばある．「いつまでは普段どおりだったのか」を聞き出そう．　→症例1：腎生検目的に入院となった43歳男性参照

❸症状の推移については患者の生活への影響も併せる

　症状の推移について熱であれば体温の数値，痛みであれば10点満点のスケールなどで表すことが一般的だが，日常生活への影響を併せて述べることで症状の推移が聞き手にイメージしやすい．

　先ほどの29歳男性であれば，仕事をしていることが多い．「仕事は休まず続けられていますか」と聞くことで「しんどいけどなんとか続けている」「4日ほど仕事を休んで寝込んでいる」などの回答を得ることができ，本人の生活に与えている影響をイメージしやすい．

　高齢者であれば，普段はどう過ごされていて，何ができなくなっているか聞くことが大切である．「普段は町内会のゲートボールに出かけている」など普段の様子を聞くことでADLを把握することができる．

　もともとADLが悪い方の場合はさらに細かく聞く必要がある．「もともとは一日中ベッド上臥床だが食事はなんとかとれていて，ポータブルトイレに移乗できていたが，全く動けなくなり食事もあ

まり食べられなくなった」と聞けば，介助者や本人への影響が大きいと考えられ，それだけで入院を考慮する必要も出てくる． →症例14：治療のその後……85歳男性参照

❹時系列は「入院X日前から〜」に統一する

7月20日から，といわれても今が何日だったかすぐ思い出せないこともある．

「X日前」のほうがわかりやすい．ただこれは急性の症状に対してであって「2月から」や「平成15年から」というような表現は，特に言い直さなくても理解しやすいのではないかと思う．

❺寛解増悪因子は，鑑別を想起しながら聞く

寛解増悪因子は大切な情報ではあるが，初学者にはどうやって聞いたらいいかわかりにくい面もある．「その症状が悪くなる，もしくは改善するのはどんな時ですか？」と聞いても，患者は何を聞かれているのかわからず混乱してしまうことがある．寛解増悪因子に関しては，以下の例のように疾患を想起しながら closed question で聞いたほうがよい．

〈例1〉「（胸膜炎を想起して）その胸の痛みは息を大きく吸ったり，咳込んだりした時にひどくなったりしませんか？
〈例2〉（膵炎による後腹膜の痛みを想起して）背中が痛いということですが，背中を丸めて横向きになっているほうが楽ですか？」

❻患者背景や既往などの情報のうち，主訴や今回の病状と関連が強いものは現病歴の中に組み入れる

病歴の中心は「現病歴」である．アレルギー歴や既往歴，嗜好歴

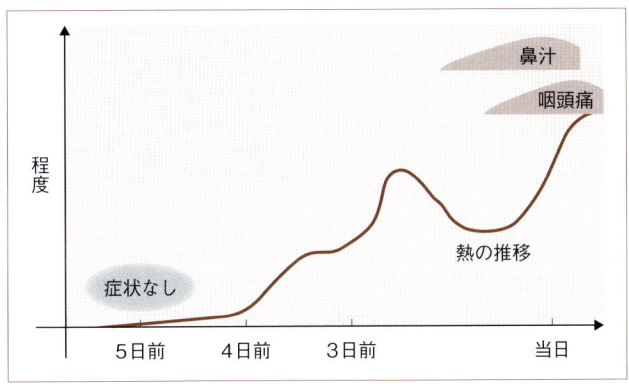

図2

などいろいろな情報があり，カルテには細かく記載してもよいが，プレゼンテーションで細かく述べすぎるとノイズになってしまい，肝心な情報が伝わらなくなる．現病歴を中心にプレゼンテーションし，今回の病状と大きく関係ない情報はさらっとまとめるようにしよう． →症例1：腎生検目的に入院となった43歳男性参照

病歴は文章であるが，図示すると図2のようになる．図2が聴き手の頭の中にイメージできるのが良い病歴のプレゼンテーションである．

【身体所見のまとめ方】

まずはバイタルサインを述べる．

次にhead to toeで陰性所見も含めて述べることをルールとしている．

一般身体所見は頭頸部→胸部→腹部→（背部→）四肢→皮膚の順に述べる．

神経学的所見は，利き腕→高次脳機能→脳神経→運動→協調運動→歩行→深部腱反射→感覚→まとめ，というように系統ごとに所見を述べる． →症例5：脳卒中で緊急入院となった55歳男性参照

順番を守ってプレゼンテーションすることで診察も同じような順序で行う習慣がつく．

> ⚠ **最後に疾患特異的な所見の有無を述べる**

一般的な身体所見を述べた後に，疑っている疾患に特徴的な所見を述べれば，聴き手にプレゼンターの想起している鑑別診断が伝わりやすい．

〈例〉「眼瞼結膜貧血なし，眼球結膜に黄染なし，口腔内に発赤は認めません．頸部ではリンパ節腫脹，頸静脈怒張を認めません．」
　肺野では呼吸音に雑音を認めず，心音ではⅠ音Ⅱ音亢進減弱なく，Ⅲ音Ⅳ音および心雑音を認めません．
　腹部は平坦・軟，圧痛なく腸音は正常です．
　四肢に皮疹，浮腫は認めません．
　（感染性心内膜炎を考え）Osler 結節や Janeway 斑 はありませんでした
　（肝硬変，肝性脳症を疑って）クモ状血管腫や腹部の shifting dullness，羽ばたき振戦はいずれもありませんでした．

> ⚠ **リンパ節や腫瘤を触れたら，できるだけ細かく表現する**

リンパ節や腫瘤などを触れたときは「大きさ・形状・硬さ・圧痛の有無・可動性」について述べる．手触りや感触は本人にしかわからないため，実際には触っていない聞き手にできるだけ伝わるように表現を工夫しよう． →症例 3：悪性リンパ腫の 82 歳女性参照

〈例〉「右前頸部に母指頭大，楕円形で弾性硬のリンパ節を触知しました．圧痛はなく，可動性はやや不良でした．」

【血液検査所見のまとめ方】

　CBC（血算）および主要な生化学所見は数値を暗記して述べることをルールとしている．筆者は図3の米国式チャート記載例をイメージしながらプレゼンテーションするようにしていた．大事だと思うところ，異常値はゆっくり大きな声で話し，正常値が続くところは早口で流すようにするなど濃淡をつけるとよい．

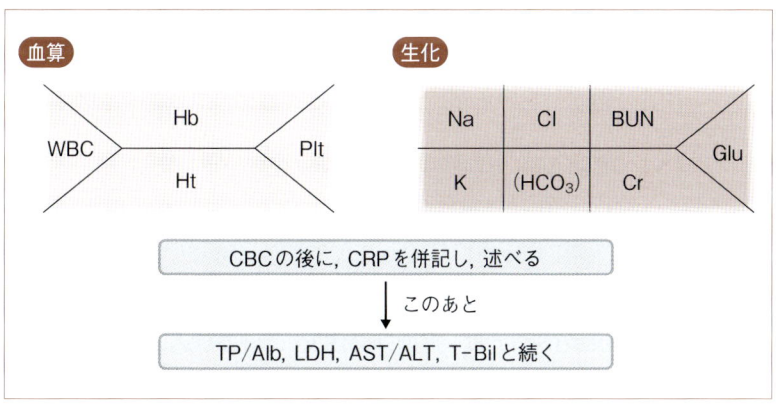

図3　米国式チャートの記載例
（「米国式症例プレゼンテーションが劇的に上手くなる方法」羊土社，2004より改変引用）

　他の項目が多い例では，大きく異常があった項目のみ具体的な数値を述べ，異常がなかったものについてはうまく項目をまとめて冗長にならないように注意する．失敗例（×）と見本例（○）を挙げる．

【×】「T4は1.23，TSHは1.26，ACTHは12.3，Cortisolは24.3で…」
【○】「甲状腺，副腎皮質ホルモン値はいずれも正常範囲でした．」

【画像所見のまとめ方】
　画像については「どこに，どんな所見があるのか」を明確に述べ

る．また，異常所見については正しい表現方法をマスターしておく．
よくある失敗例と見本例を以下に示す．

> 【×】「肺の下の方がなんとなくモヤっとしています．」
>   →用語を適切に使えていない．
> 【○】「右下肺野で境界不明瞭な透過性の低下を認めます．」

> 【×】「胸部 CT ですが，右上肺野に浸潤影があり…」
>   →上中下肺野は胸部単純 X 線写真での分け方である．CT であれば上葉，中葉（舌区），下葉のどこにあるかを述べる．
> 【○】「胸部 CT ですが，右肺上葉にスリガラス状陰影があり…」

> 【×】「頭部 MRI で前頭葉に高吸収域を認めました．」
>   →高吸収や透過性というのは CT や X 線写真の用語である．MRI では高信号域と表現される．同様にエコーでは白いのが高エコー域，黒いのが低エコー域と表現される．
> 【○】「頭部 MRI では，拡散強調像で，右前頭葉に高信号域を認めました．」

【アセスメント＆プランのまとめ方】

　アセスメント＆プランはこれまでも強調してきたように最も重要な項目である．

❶まず患者の主要なプロブレムリストを挙げる

　プロブレムリストを作成する際には，見逃しを防ぐため，また振り返りができるようにできるだけ網羅的なリストを作成し，カルテに記載しておくほうがよいが，プレゼンテーションでプロブレムリストを挙げる際には，重要なプロブレムに絞って3つ程度述べる（もちろん3つ以上になることもある）．

　プロブレムリストは，疾患知識があやふやだったりプレゼンテーションに慣れないうちは上手にまとめられないことも多い．症例によって重要なプロブレムや適切なプロブレム名は変わるので参考程

度ではあるが，わかりやすいようによくある失敗例と見本例を挙げておく．

> 【×】#腹痛
> 　　→非特異的な表現になっていて，鑑別に結び付かない．
> 【○】#慢性の間欠性上腹部痛
> 【○】#若年男性に生じた水様性下痢を伴う急性の腹痛

> 【×】#タンパク尿
> 【○】#1日3.5 gを超える高度のタンパク尿
> 　　→より特異的なプロブレム名を用いることで，鑑別に結び付けることができる．

> 【×】#1 発熱
> 　　#2 CRP高値
> 　　→同一疾患を原因としている思われるプロブレムを個別に挙げている．
> 【○】#発熱・炎症反応高値

> 【×】#高アンモニア血症による肝性脳症
> 　　→既往になく，また鑑別がついていないにもかかわらず，診断を決めつけて疾患名をプロブレム名につけてしまっている．
> 【○】#1 意識障害
> 　　#2 高アンモニア血症

❷プロブレムリストを「診断名」に結び付ける

　アセスメントとは患者の訴え＝主訴＝プロブレムに関して診断を行うことである．患者のプロブレムは「診断」されてはじめて治療に結び付けられる．診断なしの治療は「当てずっぽう」であるので見通しが立たない．運よくうまくいくこともあるが，うまくいかない時にどう修正すべきなのかもわからない．

初学者では，このアセスメント（診断）が抜けてしまい S（subjective）→ O（objective）→ P（plan）となるいわゆる SOP プレゼンテーションがとても多い．またアセスメントがあったとしても曖昧な表現に留まることもよくある．失敗例を見てみよう．

> 【×】プロブレムは発熱，炎症反応高値です．感染が疑われるので抗菌薬を投与します．

というような具合だが，何がまずいのだろう．
　まずアセスメント＝診断は一応行っているが「感染」というとても曖昧な診断に留まっている．これでは何の（細菌の？）どこの臓器への感染かわからないし，そもそもそんな曖昧な診断を下している時点で感染以外で発熱を呈する病態をきちんと考慮できているのかについても疑問である．治療がうまくいかなかったとしても無理からぬところである．

鑑別診断にはできるだけ具体的な診断名を用いる！
　「感染」や「腫瘍」といったカテゴリーで終わらせず「細菌性肺炎」「悪性リンパ腫」など具体的な診断を用いることで，そうであるかないのか，どの程度その可能性があるか，といったより深いディスカッションにつなげることができる．

❸ 次にこれまでの情報を総合して鑑別を述べる

　この時点でほぼ診断は間違いないだろうという場合は「診断としては XX を考えます」と言い切るほうが聞いている側にはわかりやすい．ただ少しでも疑念がある場合やいくつか候補があり診断を決めきれない場合は，除外すべき鑑別疾患も含めて述べる．

　「第一には XX を考えます．鑑別としては YY や ZZ なども考えられます．」

そしてその根拠を述べる．

診断名を述べた後は重症度や分類についてもまとめて述べるとよい．例えば膵炎であれば重症度スコアは必須事項であるし，悪性腫瘍であればTNM分類，Stage，予後予測スコアなどは伝えるべき重要な情報である →症例3：悪性リンパ腫の82歳女性 →症例4：肺癌の化学療法変更目的に入院となった63歳女性 →症例6：左季肋部痛にて早朝に救急外来を受診した31歳男性参照 ．

プランは①診断的プラン，②治療的プラン，③教育的プランの3種に分けられる．

アセスメントで挙げた疾患の鑑別や治療，または必要な患者教育についてプランを述べる．確定診断がはっきりしている，患者のプロブレムリストが多くない場合などでは，治療プランのみ述べればよい例もあるが，診断が不確定であったり重症例などで入院後に多種の検査を行うと同時に治療に入るような症例の場合，また患者教育が病気の再発予防に不可欠である場合 →症例6：左季肋部痛にて早朝に救急外来を受診した31歳男性参照 などは，以下の例のように，それぞれのプランに分けてプレゼンテーションしたほうがわかりやすい．

「診断的プランとしては喀痰培養，血液培養の結果をフォローします．治療的プランとしてはABPC/SBT 1.5 g 6時間毎で投与し，1日は絶食とします．教育的プランについては口腔ケアの指導を行います．」（誤嚥性肺炎の例）

さて，総論はこれで終了である．それでは実際のプレゼンテーション症例に進んでいこう．

【担当： 江原　淳】

クリニカルパール

「患者の語ることは『真実』」

　患者の語ることは「真実」.「新しい知見」は, その「真実」の中に隠れている.

　自分がみたこと（患者から経験したこと）は, まぎれもない事実. 解釈が正しくて, 以前の報告がなければ,「新しい知見」である. それが「教科書的な知識」に固定するには5～10年かかる. この点で「症例が豊富という意味で」天理よろづ相談所病院は,（臨床の最先端を走っているとまでは言わないが）, 一歩半はリードしている.

八田和大（総合診療教育部　部長）

第2章 症例で学ぶフルプレゼンテーション【入門編】

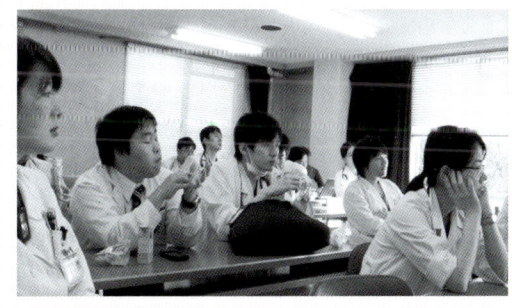

伝統の朝カンファレンス

入門編 症例1

腎生検目的に入院となった43歳男性
微小変化型ネフローゼ

　当院の総合病棟研修では，腎生検目的の入院症例は入職間もない初期研修医が受け持つことが多い．なぜかというと，パスを使って関係各所に連絡していく過程は仕事を覚えていくのに打ってつけであるからである．だからといって腎疾患のプレゼンテーションが「腎臓が悪いから検査します」というだけではお粗末である．

　入院担当医たるもの「なんのために検査が必要で，どのような結果が予想されるのか」を患者や他の医師に説明できなければならず，プレゼンテーションの場では腎疾患への理解力が試される．

学習のポイント

- ◆入院患者では入院目的をタイトルに入れる．
- ◆浮腫の有無・程度・推移の伝え方をマスターしよう．
- ◆腎疾患は検査異常のパターンである程度の症状分類ができるので，プレゼンでは検査値が物をいう．尿タンパクの程度，血尿の有無，腎機能障害の程度はかならず把握しておく．
- ◆腎疾患の鑑別ではまず臨床診断でどのグループに入るかを判定し，そこからアルゴリズムに沿ったプレゼンを行うと聞き手に分類が整理され，わかりやすい．

症例紹介〜プレゼンテーションに至るまで

Sさんは会社員をしている43歳の男性．休日はドッジボールチームのコーチをして汗を流すこともあり，病気とは無縁の生活だった．X年春頃よりなんとなく足がむくむようになったが，じきに良くなるだろうと思って様子を見ていた．ところが足だけでなく顔もむくむようになり，心配になったため近医を受診したところ，腎疾患が疑われるとのことで大きな病院で精査するよう薦められた．

【主訴＆患者背景】

研E「浮腫を主訴に来院し，腎生検目的に入院となった43歳男性です．

患者背景です．ADLは完全自立，妻，子供との4人暮らしです．職業はデスクワークをされています．喫煙歴なしで飲酒は一日ビール1瓶です．既往歴，家族歴に特記事項はありません．漢方やサプリメント，健康食品を含め特に内服薬はありません．」

プレゼンのポイント

入院患者では入院目的がわかるようにタイトルをつける！

E君がまず，タイトルで主訴や年齢はもちろんだが入院理由をきちんと述べているのがよい．「43歳男性．主訴：浮腫」だと例えば急性腎不全で乏尿→浮腫となったような症例もあり得るし，心不全や甲状腺機能低下なんかのことを思い浮かべる聞き手もでてくるが，「腎生検目的に予定入院」と述べていれば慢性の腎疾患ということがわかる．

患者背景については，ADLや嗜好歴，既往歴，内服薬をコンパクトに述べている．

本症例で重要なことは高血圧や糖尿病など腎に関連した既往が存在しないこと，また同様に腎障害をきたしうる服薬歴が全くないことである．アレルギー歴やペット飼育歴，海外渡航歴，居住歴などは今回の鑑別にあまり関連しないため，このようにあえて省いたほうがすっきりとしたプレゼンテーションになる．情報の取捨選択こそ腕の見せどころである．

よくあるつまずき例 ▶ 主訴や患者背景の部分で長くしゃべりすぎて現病歴に辿り着く前に聴衆が情報過多で混乱してしまうパターンがある．情報を余すことなく伝えたい研修医の気持ちもわかるのだが，多すぎる情報は大事な情報もぼかしてしまい何の話だかわか

らなくなると聴衆の興味は一気に下がってしまう．

【現病歴】

研E「現病歴です．X年4月より靴下を脱ぐと跡が残るといったことに気づくようになり，体重を量ると2 kgほど増加していました．5月に入り感冒症状があり，その後より靴下がさらに履きづらくなり，むくみで足が重たいと感じるようになりました．またあごが二重になるように感じられ，平らなところで寝ていると顔・首回りがむくんでのどが圧迫されているように感じるようにもなりました．内科外来受診時に浮腫および著明なタンパク尿を認め，精査目的に5月19日入院となりました．
咳や痰，腹痛や下痢は特にありませんでした．totalでは2か月で6 kgの体重増加がありました．」

司会H「4月からの顔面，下肢の浮腫で腎生検目的に入院された40台男性です．現病歴までで質問コメントはありませんか？」

腎内S「2～3月は何もなかったのですか？」

研E「あ，そういえば1月頃からたまに足がはれぼったいことがあるけどすぐ良くなるから特に気にとめてなかったそうです．」

上I「なるほど．2か月で進む病気と5か月で進む病気だと鑑別が変わってくるし，病気の起こり始めがどこなのかは問診で詰めておくといいね．
この人は体重ちゃんと測ってるけど，高齢者なんかで体重測ってない人には浮腫の有無はどう問診したらいいですか？」

研E「……」

上I「体重を測ってない人には，服や靴のサイズが変わったかどうかとか，ベルトの穴がどうかとか，また他人に太ったことを指摘されたことがあるかどうかなどを問診してみてください．」

研E「わかりました.」

腎内S「呼吸困難や労作時の息切れはありましたか？」

研E「あまりしっかり聞けてなかったので今日聞いてみます.」

腎内S「関節痛や皮疹,日光過敏のエピソードはありましたか？」

研E「それも聞いてなかったので聞いてみます.」

プレゼンのポイント

浮腫の推移が「半定量的に」伝わるように組み直す！

　現病歴を組み立てるときは患者が話したとおりに文章にするのではなく症状の推移が「半定量的に」伝わるような話に組み立て直す．どの程度の浮腫が，どの程度のスピードで進行してきたかによって対処の緊急性，鑑別診断は異なるので，ただ「〇月X日から浮腫が出現して来院」と言うのでは必要な情報は伝わらない．この患者さんの下肢の浮腫であれば，"押したら少し痕が残る"，というのが軽度であれば，"靴がはけず，足が重くて動けない"，というのはより重度であり，E君は，時間の経過とともに，その変化を伝えているが，病歴の聴取がいま一歩であった．「いつからですか？」と聞いて患者が「4月からです」と言ったとしても，もう一歩踏み込んでその少し前に普段どおり生活できていたかを聞くことが重要である．案外軽微な症状はもう少し前からあることが多い．「いつまでは全く普段通りに生活できていたのですか？」という質問の仕方も有用である．

　本症例の経過図を示すと，図 1-1 のようになるが，図示しなくてもこういうイメージが伝わるのがよい現病歴のプレゼンテーション

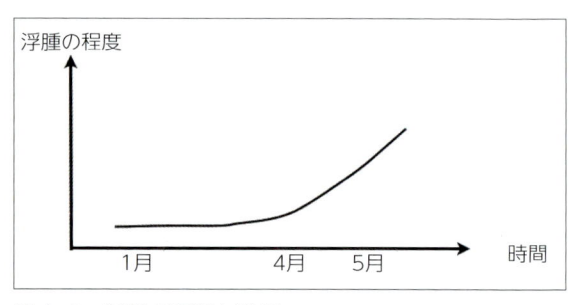

図 1-1　浮腫の程度と進行

である．

改善例　「現病歴ですが X 年 1 月頃よりたまに足が腫れぼったいことがあり，X 年 4 月からは靴下を脱ぐと跡が残るといったことに気づくようになり……（以下，同）」

　上級医からの質問の意図はどうであろうか？　呼吸困難の有無は，溢水から胸水貯留，心不全をきたしていないかを問うているし，関節炎や皮疹はもし存在すればループス腎炎など膠原病に関連した病態を示唆する．このあたりの聴取ができているなら，プレゼンテーションで以下のように伝えられるとよい．

改善例　「発熱や皮疹，関節痛のエピソードはなく，胸部症状，消化器症状も特にありませんでした．」

病歴聴取のスキルアップ　病歴の聴取では「いつまでは全く普段どおりに生活ができていたのですか？」と聞くと，重要な情報が引き出せることが多い．

【身体所見】

研 E「続いて身体所見に移ります．appearance は not so ill，意識は清明です．
眼瞼結膜貧血なし，眼球結膜に黄染なし，口腔内に発赤は認めません．
頸部ではリンパ節腫脹，頸静脈怒張を認めません．

肺野では呼吸音に雑音を認めず，心音ではⅠ音Ⅱ音亢進減弱なく，Ⅲ音Ⅳ音および心雑音を認めません．
腹部は平坦・軟，圧痛なく腸音は正常です．
両下腿に圧痕性浮腫を認めます．pit recovery time は 25 秒でした．」

🧑‍⚕️上Ｉ「解釈としてはどうなりますか？」

🧑研Ｅ「40 秒以内なので fast edema となります．」

🧑‍⚕️上Ｉ「そのとおりです．よく勉強していますね！」

🧑研Ｅ「続いて検査所見です．」

プレゼンのポイント

身体所見では浮腫の有無と程度を伝える．

　身体所見では外観，意識レベル，バイタルサインを述べ頭頸部→胸部→腹部→四肢の順で本症例の問題点に関する陰性・陽性所見を述べる．ここに挙げているのは当院で長年使われている文言である．内科研修をするのならばここに提示された程度の陰性所見はざっととれるようになろう．慣れれば 5 分程度で確認できるようになる．

　さて，本症例では病歴同様，浮腫の有無と程度が重要であるので強調して述べている．浮腫は進行すると胸水貯留や溢水による心不全をきたすので，頸静脈怒張がないことや呼吸音が下肺野まで聴取できたことも重症度を鑑みるうえでは重要である．pit recovery time とは前頸骨部を押し，浮腫が回復するまでの時間をいい，40 秒以下ならアルブミン低値に関連した浮腫が考えられる，とされている．

身体診察のスキルアップ

しんどくて臥床している患者さんの場合，浮腫があっても前脛骨部の浮腫にはならない．浮腫とは余剰体液の貯留なので低い場所に集まる．立って歩いていれば下腿浮腫になるが寝たきりであれば背部や大腿の後ろ側，臀部などに浮腫が出現し，触診でブヨブヨとした「低反発枕のような」独特の感触が触れる．
pitting edema 有無を確認する際，浮腫が軽い場合は押して離すより少し横にずらすほうがわかりやすい．

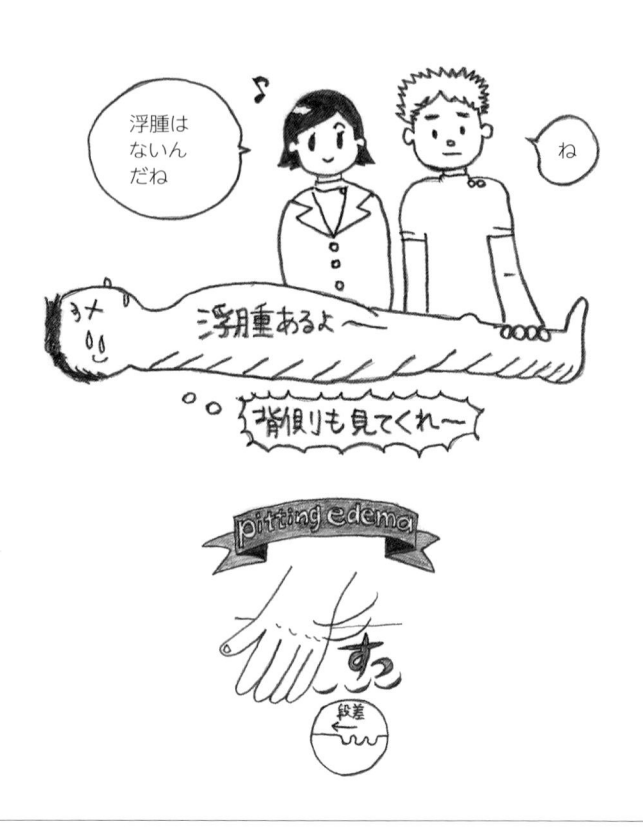

【検査所見】

研E「Hb 15.3 g/dL, Plt 273,000/μL, WBC 6,400/μL, CRP＜0.2 mg/dL, Na 141 mEq/L, K 4.1 mEq/L, Cl 109 mEq/L, BUN 12.0 mg/dL, Cr 1.0 mg/dL, Glu 110 mg/dL, T-Chol 488 mg/dL, TP 4.1 g/dL, Alb 1.4 g/dL, LDH 246 U/L, AST 37 U/L, ALT 31 U/L, T-Bil 0.2 mg/dL（direct 50%），γ-GTP 19 U/L, ALP 209 U/L です.
抗核抗体 40 倍以下，補体，免疫グロブリン正常，ASO 陰性，ウイルス肝炎マーカー 陰性，selectivity index 0.1.
[尿] 定性：タンパク（4＋），潜血（2＋）で沈渣：RBC 0-1/視野，WBC 2-4UTP/L, Cr 8.2 g/gCr です.
低タンパク，低アルブミン血症を認め，著明なタンパク尿を認めました．タンパク尿は高選択性と考えられました．
画像をお願いします.」

プレゼンのポイント

腎疾患では検査異常パターンから，ある程度疾患分類が分かれる．

　本症例は外来検査値異常（タンパク尿）により腎生検の適応となり入院となったわけなので，異常値がきちんと伝わるように工夫する必要がある．Hb～T-Bil は基本検査所見として伝え，そのほかの値は重要な値だけ伝える．腎疾患は検査異常のパターンである程度疾患分類が分かれるが，この症例の検査所見の要点は一番に「低アルブミン血症（＜3.0 g/dL），著明なタンパク尿（＞3.5 g/day）を認めること」である．この時点でプロブレムが#浮腫から#ネフローゼ症候群に言い換えられる．したがって，検査値をひととおり述べたあとに，E 君のプレゼンテーションのように「低タンパク，低アルブミン血症を認め，著明なタンパク尿を認めました．タンパク尿は高選択性と考えられました」と強調して伝える．

ここにさらに「尿タンパクの選択性が高い」,「血尿が乏しい」,「腎機能障害は目立たない」,「ウイルス肝炎マーカーが陰性」という検査所見からの情報が加わることで,フロアーにいる腎臓内科専門医の頭の中ではかなり鑑別が整理されてくるのではないか.

【画像所見】

研E「入院当日の胸部単純X線写真です.骨・軟部組織陰影に異常はありません.C-P angle（＝cost-phrenic angle：肋骨横隔膜角）は両側sharp,大動脈や横隔膜陰影も明瞭に追うことができます.肺門,肺野にも特に異常影はありません.正常範囲内の胸部X線です.」
「腹部エコーでは腎を含め特に異常を認めませんでした.」

上I「この症例では腎の超音波ではどういう情報が得られますか？」

研E「腎のサイズ,左右差の評価ができます.」

上I「そうですね.大きな嚢胞など穿刺の邪魔になる病変がないかチェックしてどちらの腎を選択するか決定します.もう一歩踏み込めるとなおいいですね.腎が腫脹している場合には感染症や血管炎など急性に強い炎症をきたす疾患が考えられるし,萎縮していれば糖尿病や慢性糸球体腎炎など長年かけて進行した病態が考えられます.」

司会H「それでは初回アセスメント＆プランをお願いします.」

> **プレゼンのポイント**
>
> 腎疾患の画像所見では心胸郭比や血管影の評価,また胸水の有無の確認が重要である.

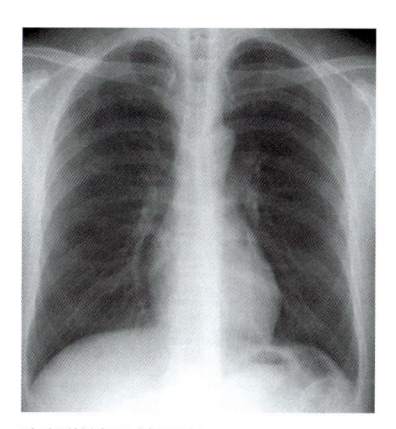

胸部単純X線写真

本例では，腎生検を行うわけなので上級医からのコメントのように，腎の形態やサイズの評価が重要である．E君はエコー検査結果について以下のように伝えるとよい．

改善例
「腹部エコーでは腎の形態に左右差なく，腫大や萎縮を認めません．水腎症や嚢胞なども認めませんでした」．

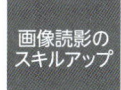

画像読影のスキルアップ
胸部単純X線写真の読みは難しい．当院ではここで述べたような部分に関してはルーチンに確認するよう指導している．呪文のように唱えていると，自然にその部分に目がいくようになるものである．

【初回アセスメント＆プラン】

研 E「プロブレムリストですが，UTP/Crで6gのタンパク尿，低アルブミン血症，浮腫，高コレステロール血症から#ネフローゼ症候群が挙げられます．

ネフローゼ症候群の鑑別ですが，原発性と二次性に分けられます．本症例では，二次性のものを疑わせるマーカーや病歴に乏しく，原発性ネフローゼ症候群を第一に考えます．その中では，若年であり尿タンパクの選択性が高いことから第一には微小変化型ネフローゼ

症候群が考えられます．鑑別としては膜性腎症が挙げられます．腎生検を行い組織を評価した後，治療に移りたいと思います．」

腎内 S「二次性ネフローゼにはどんなものがあるの？」

研 E「糖尿病やアミロイドーシス，また薬剤や SLE など膠原病に伴う腎症が挙げられますが，いずれも積極的には疑いにくい状況です．」

腎内 S「よく勉強しています．そのとおりです．」
「微小変化型ネフローゼとして合わない点は？」

研 E「わかりません．」

腎内 S「微小変化群は比較的急性発症で来院することが多いですね．この症例は月単位の進行が予想されるので，その点だけはやや非典型的といえます．」

プレゼンのポイント

　アセスメント＆プランに入ったところでこれまでの情報からプロブレムを抽出し，わかりやすい言葉に言い換えている．病歴や身体所見の段階では#浮腫であるが検査所見まで含めると#ネフローゼ症候群となる．

　この症例では，臨床診断#ネフローゼ症候群から鑑別を進めていく．そして，E 君はネフローゼ症候群からさらに原発性と二次性に分け，それぞれの可能性について検討する方法をとっている．腎疾患の場合はさまざまな病名があるが，臨床診断名（ネフローゼ症候群や慢性腎炎症候群，RPGN），マーカーからの診断名（ANCA 関連腎炎），そして病理組織診断名（膜性腎症や巣状糸球体硬化症）など分類の方法が異なりオーバーラップも多い（図 1-2）．

　したがって，プレゼンテーションではまず臨床診断からどのカテゴリーに入るかを分類し，マーカーや沈渣などからそのグループの

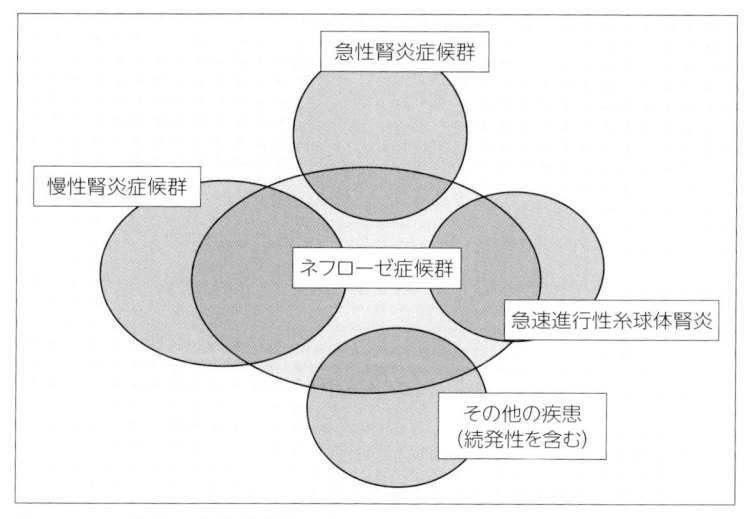

図 1-2　腎疾患は臨床診断名を先に考える
(文献 1) より引用)

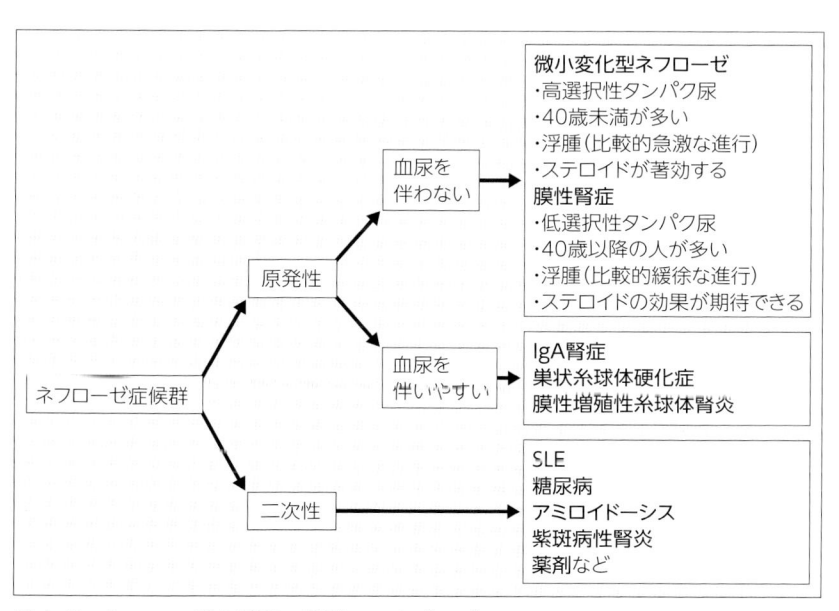

図 1-3　ネフローゼ症候群の鑑別のアルゴリズム

中の疾患の中で目の前の患者さんの特徴に合致するのはどれなのか，という流れを作ると自然と聞き手には分類が整理されわかりやすい（図 1-3）．

　腎生検予定入院の患者の場合，多くは＃慢性糸球体腎炎，＃腎機能低下，＃ネフローゼ症候群のどれかに当たると思うが，この初回アセスメント＆プランで使う用語の選定を間違えると，鑑別があらぬ方向に行ってしまうので，よく指導医に確認しておこう．

....

　いかがだったでしょうか．典型的な腎疾患での症例を取り上げてみました（実際この症例は腎生検により微小変化型ネフローゼと診断され，ステロイド治療によりすみやかに改善しました）．

研修医へオススメの文献コーナー（腎臓病編）

1）深川雅史，他編：レジデントのための腎臓病診療マニュアル第2版．医学書院，2012．
　　各症候，所見へのアプローチの仕方がコンパクトにまとまっている．必読．

2）小松康宏：腎臓病診療に自信がつく本．カイ書林，2010．
　　マニュアルというよりも通読して考えかたを身につける本．

【担当：江原　淳】

入門編 症例2　市中肺炎で緊急入院した80歳女性

　感染症診療も総合病棟研修で重複されている分野の一つである．感染症はとりわけコモンであり，医師をしているかぎり必ず遭遇し続ける．感染症症例をうまくプレゼンするためには感染症診療の三角形，すなわち「患者背景，感染臓器，原因菌」を理解する必要がある．

　また，肺炎や尿路感染はやはり高齢者の頻度が高く，高齢者特有の問題についても理解する．

学習のポイント
- ◆ 感染症診療の三角形に沿って論理的にプレゼンしていく．
- ◆ 感染をきたしやすい臓器，それぞれの場合の所見や症状について理解しておく．
- ◆ 高齢者の感染症の特徴とプレゼンのポイントを知る．
- ◆ 胸部単純X線写真のプレゼンの仕方を学ぶ．

症例紹介～プレゼンテーションに至るまで

　Aさんは5年前に夫に先立たれ，一人暮らしをしている80歳の上品な女性．休日はお寺に通い，趣味の社交ダンスを楽しんでおり，年齢よりは若く見える．入院の1週間前に風邪をひいて体調が悪かった．近所に住む娘には特に連絡はしていなかったが，入院前日にだるさがひどく家事をするのもつらくなってきたので連絡をして，娘とともに外来を受診した．

【主訴・患者背景】

研T「よろしくお願いします.
Aさんは80歳女性.市中肺炎で昨日,即日入院となった方です.主訴は,咳痰・全身倦怠感です.
患者背景ですが,ADLは完全自立で,夫に先立たれ一人暮らしです.娘さん家族が近所に住んでいます.生活歴ですが,飲酒歴なし,喫煙歴なし,です.既往歴としては,33歳で虫垂炎術後,44歳で子宮筋腫術後です.高血圧・糖尿病・脂質異常症・喘息・アレルギーは指摘されていません.内服薬も特にありません.」

プレゼンのポイント

　患者背景は感染症診療の三角形の一つである.その年代やその患者群に特徴的な感染症を有することも多い.Aさんは生来健康といってよいほうであったが,年齢や性別,住んでいる場所,既往歴といった患者背景によって,同じような病歴でも診断や原因微生物ががらっと変わる場合がある.通常,高齢者ではさまざま背景因子を持っていることが多い.

　また高齢者の場合は入院を機にADLがぐっと落ちたり,入院中に精神的に不安定になったり,せん妄となって付き添いをお願いする場合があるので,サポートする家族がいるのかどうか,ということも(忘れられがちだが)重要な情報である.

【現病歴】

研T「現病歴です．X年1月16日の入院1週間前から3日間ほど咽頭痛・37℃台の発熱があり，咽頭痛のため食事摂取量が低下しましたが，咽頭痛自体は軽快してきています．入院5日前には近医で感冒薬を処方されるも解熱を認めず，全身倦怠感も増強してきました．入院3日前ごろより咳痰が著明になり，一向に解熱を認めず，全身倦怠感も持続するため，当院総合外来受診し，肺炎疑いで即日入院となりました．

review of system（ROS）ですが，頭痛はなく，鼻汁，咽頭痛は認めており，咳痰はあります．腹痛・下痢，排尿時痛や頻尿はありません．また，筋肉痛・関節痛は認めておりません．黒色便や体重減少もありません．sick contactは10日ほど前に社交ダンスの友人が風邪気味であったとのことで，温泉歴，海外渡航歴はなく，ペット飼育もありません．」

司会S「現在加療中の基礎疾患を持たない80歳女性が1週間前からの上気道症状，入院3日前からの咳痰の増強ならびに全身倦怠感で総合外来受診し，即日入院となりました．現病歴で何か質問，コメント等ありますか？」

研K「ADLの変化や食事量・水分摂取量の変化を教えて下さい．」

研T「ADLはもともと社交ダンスに行くような人ですが，今週の練習は熱もあり，休んでいますが，身の回りのことはなんとかできていましたが，入院2日前からは全身倦怠感が強く掃除や洗濯はできていませんでした．食事量は入院2日前より普段の1/10程度，水分摂取は半分弱とのことです．」

👨‍⚕️ 指I「悪寒戦慄の有無はどうですか？」

👨‍⚕️ 研T「発熱は経過を通じて38℃台前半までで，少し寒気があるようですが歯がガチガチなったり毛布を何枚もかぶったりということはないのでmild chillでよいと思います．」

👨‍⚕️ 指I「よく勉強しているね．悪寒戦慄の程度と菌血症の頻度が相関するという研究があるので，程度を聞くことは大切です[1]」

プレゼンのポイント

　感染臓器を絞り込むのにROSが重要となる（症例18「発熱・意識障害のために即日入院した61歳男性（感染性心内膜炎の例）」も参照のこと）．高齢者の感染症における熱源で最も多いのは肺・尿路である．次に，腹部感染症や皮膚軟部組織感染が続き，中枢神経感染や骨髄炎，心内膜炎は頻度は低いもののcriticalであるので除外すべき疾患として忘れてはならない．高齢者の場合はもともと誤嚥がベースにあってずっと咳や痰が出ている場合があるし，また感染でなくても頻尿や残尿感がもともとある場合があるので，気道症状や膀胱刺激症状があるからといって即座に現在の熱源であると短絡すると足下をすくわれる．高齢者の発熱では，熱以外の症状がある場合，ベースラインとどう違うのか，また陰性のROSをしっかり確認し，プレゼンテーションすることが大切である．本症例は主訴や患者背景より肺炎が疑われているが，陰性所見を述べることでさらにその点が強調されている．

　また，患者のADLの変化を追うことは，いつから病気が悪くなったのかをつかむうえで非常に大事で，どのような症例のプレゼンテーションであっても必ず現病歴で述べるようにしたい．普段どの程度のことができていたのか，またそれらのうち何ができなくなったのかを伝えることで，聴き手は異常を判断することができる

→15頁，症状の推移については患者の生活への影響も併せる を参照

【身体所見】

研T「続いて，身体所見です．身長は157 cm，体重は40 kg．体温は37.5℃，脈拍は90回の整で血圧は120/68 mmHg，呼吸数は20回，SpO_2は室内気で92％です．

appearance は not so well，意識は清明，眼瞼結膜貧血なし，眼球結膜に黄染なし，口腔内に発赤は認めません．

頸部ではリンパ節腫脹，頸静脈怒張を認めません．

肺野では右下肺野に coarse crackle を認めます．心音ではⅠ音Ⅱ音亢進減弱なく，Ⅲ音Ⅳ音および心雑音を認めません．

腹部は平坦・軟，圧痛なく腸音は正常です．CVA（costovertebral angle：肋骨脊椎角）叩打痛なし．

四肢に皮疹，浮腫は認めません．」

司会S「身体所見までで，質問・コメント等ありますか？」

指A「脱水を示唆する所見は確認してる？」

研T「口腔は乾燥していて，皮膚のツルゴールは低下しています．capillary refilling time（CRT）は1秒以下です．」

プレゼンのポイント

感染症の患者，特に高齢の患者では，食事摂取や水分摂取の低下で容易に脱水傾向に陥るので，確認しておこう．

身体所見の診察スキルアップ

高齢者の身体診察
高齢者で頻度の高い基礎疾患について，ある程度身体所見でもスクリーニングすることができる．心音が絶対不整であれば心房細動があることが推察されるし，喫煙歴が濃厚であれば呼吸補助筋の発達や気管短縮，るいそうなどからCOPDがありそうかどうかなどをチェックすることができる．

【検査所見】

研T「検査所見です．Hb 12.6 g/dL, Ht 39.3%, Plt-D 154,000/μL, WBC 8,300/μL で，うち Lym が 5.0%, MONO 6.0%, N-Seg 69.0%, N-Band 20.0%で，CRP 19.7 mg/dL, AST 59 U/L, ALT 31 U/L, LDH 187 U/L, T-Bil 0.9 mg/dL, TP 6.5 g/dL, ALB 3.1 g/dL, Na 137 mEq/L, K 4.4 mEq/L, Cl 98 mEq/L, Urea_N 47.0 mg/dL, Cr 1.0 mg/dL, Glucose 110 mg/dL です．

尿検査ですが，比重 1.019, 色調は麦わら色，混濁なし，pH 5.5, タンパク（2＋）100 mg/dL, 糖（－），ケトン体（＋/－），潜血（1＋）0.06 mg/dL, RBC 1～4 個/400 倍率，WBC＜1 個/400 倍率です．

動脈血ガスですが，pH 7.457, PCO_2 38.7 mmHg, PO_2 51.7 mmHg, BE 2.8 mEq/L, HCO_3 26.7 mEq/L で AG は 12 です．」

指A「血液ガスの解釈は？」

研T「低酸素血症を認めますが，酸塩基平衡は正常範囲内です．」

指A「痰のグラム染色はしてみた？」

研T「なかなか採取できなかったのですが，何度か喀出をうながし，体位を変えたりすることで Gecklar 5 の良質な喀痰が得られました．フレッシュな好中球と GPC, GNR とも多数認めました．」

指A「いい心がけだね．グラム染色はすぐに検査ができ，原因微生物を推定するのに非常に貴重な手段だからね．検体の質を評価できているのもとても良いです．夜間に確認できると治療方針がその場で立てられるので，できるだけ検体を得る努力を続けてください．」

> **プレゼンのポイント**
>
> 感染症の三角形の一つである原因菌の同定には各種グラム染色・各種培養が重要であるので，必ずプレゼンテーションで述べよう．
> グラム染色や迅速検査，培養検査は検査所見の項で述べる．

【画像所見】

研T「胸部単純X線写真ですが，骨・軟部陰影は側弯を認める以外に異常なく，C-P angle（肋骨横隔膜角）は両側 sharp で，横隔膜にも偏位ありません．縦隔は気管，気管支に偏位なく，大動脈も横隔膜まで追うことができ，心陰影も拡大を認めず CTR（心胸郭比）46％でした．心陰影の表に濃度上昇があるようにも見えますが，あまりはっきりとはしません．」

指A「側面像はどう？」

研T「いや，ルーチンで撮像しましたが，正直読み方がよくわかりません．」

指I「側面像の読影は正面で見えにくい箇所を補ってくれるので，できるだけ正面とペアにして読影するようにしようね．正面写真で盲点になりやすい場所はどこかわかるかな？」

研T「すみません，よくわかりません．」

指A「胸骨の後ろと心臓の背面だね．側面像ではそのあたりに注目できるよう「のの字」に視線を動かすのがコツ．あと，側面像での背側の肺野は上の方で上腕などの軟部組織がかぶって白っぽく見えるのが正常なので，下肺のほうが濃度が高いと，浸潤影があることを示唆する．そういう目でこの症例の側面像を見るとどうだろう？」

胸骨後腔（前縦隔）

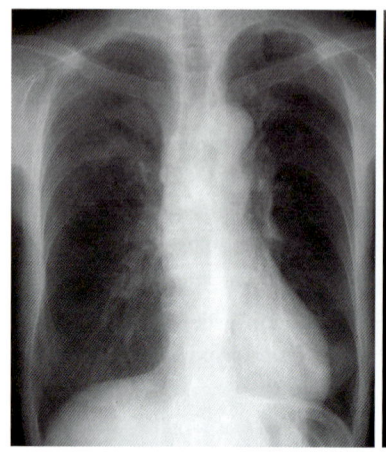

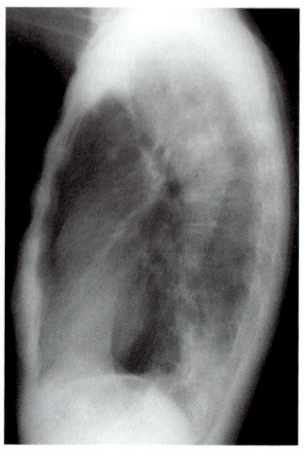

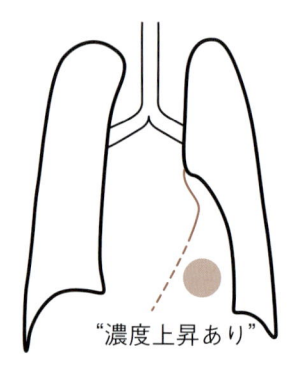

"濃度上昇あり"

Ⓑ心臓後腔

正面像では，大動脈の
ラインが追いにくく
なっている

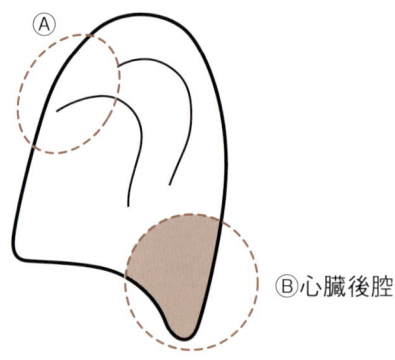

側面像では心臓後腔（Ⓑ）に
浸潤影あり，ⒶとⒷの病変
は正面像だけでは見落とし
てしまう

図 2-1　胸部単純 X 線側面像の読影

研T「あ，側面像では心臓後腔で下肺の濃度上昇が確認できます！
正面像と併せても心臓の後面に浸潤影があると考えられますね．」

指A「そのとおり．」

> **プレゼンのポイント**
>
> 胸部単純 X 線撮影は初回では通常 2 方向をオーダーする（図2-1）．撮影の方向とその意味，また判読方法は理解しておこう．側面像は「のの字」で読影するとよい[2]．

【初回アセスメント＆プラン】

研 T「初回アセスメント＆プランです．プロブレムリストとして＃胸部異常陰影，＃咳痰，＃発熱を挙げます．

現在加療中の基礎疾患を持たない 80 歳の独居老人で，1 週間続く，発熱・咳痰，X 線上浸潤影も認め，一元的に肺炎で矛盾しないと考えました．非定型肺炎の鑑別項目は 0 項目であり，3 項目以下で細菌性肺炎の可能性が高いと判断しました．市中肺炎として，A-DROP は 3 点であり，重症で入院加療必要と判断しました．なお，その他の重症度スコアリングですが，CURB-65 は 2 点で入院加療必要で死亡率 9.2%，PORT study では class Ⅳ で死亡率 8.2% で入院加療必要と判断し，ユナシン® 3 g×2 回の投与を開始しました[3]．」

指 A「重症度と入院適応がよくわかったけれど，なぜ抗菌薬にユナシン® を選んだのかを説明してくれる？」

研 T「はい．まずは，一般的な細菌性肺炎として原因菌に肺炎球菌，インフルエンザ桿菌，モラキセラが考えられ，それらをカバーする必要があると判断しました．高齢者でむせがあることから誤嚥による肺炎が強く疑われ，口腔内嫌気性菌のカバーを考え，ユナシン® を選択しました．」

指 A「そのとおりだね．感染症診療の三角形から抗菌薬の選択理由を述べるとよいね．感染症の三角形はわかるよね？」

研 T「患者背景，感染臓器，原因菌の 3 つ，だと記憶しています．」

指A「そうだね.」「効果判定や投与期間はどう考えているかな?」

研T「効果判定はバイタル(RR)や酸素化(酸素投与量・SpO_2)や解熱傾向にあるか,身体所見(聴診所見),X線所見,検査データ,そして,食事摂取量などから総合的に判断していく予定です.また,投与期間に関しては,市中肺炎としては解熱後3日を目安に抗菌薬を中止する予定です.」

指A「よく勉強しているね.それでよいと思います.」

....

<入院後経過>

ABPC・SBT 3 g×2 で治療開始.入院翌日には解熱し,食事量・活動性も徐々に改善を認め,聴診所見上も crackle が消失し,入院6日目に退院となった.

プレゼンのポイント

　感染症診療では,感染症の三角形(患者背景,感染臓器,原因菌)を意識して,どのような抗菌薬を選択するかを考える必要があるので,プレゼンテーションではその思考過程を述べる.すなわち①患者背景(生来健康な高齢女性),②感染臓器(本例では肺),③原因菌(本例では推定される原因菌が挙げられているが,最終的には喀痰培養より肺炎球菌が原因菌であると判明した)に基づいて,すべき対応,選択すべき抗菌薬,効果判定など,治療プランをプレゼンテーションする.

〈参考文献〉
1) Tokuda Y, et al：The degree of chills for risk of bacteremia in acute febrile illness. Am J Med　118：1417, 2005.
2) 山口哲生：見逃しなく読める：胸部X線画像診断Q＆A．羊土社, 2010.
3) Fine MJ, et al：A prediction rule to identify low-risk patients with community acquired pneumonia. N Engl J Med　336（4）：243-250, 1997.

研修医へオススメの文献コーナー

1) 青木　眞：レジデントのための感染症診療マニュアル　第2版．医学書院, 2005.
   言わずとしれた感染症診療のバイブル．

2) 大曲貴夫：感染症診療のロジック．南山堂, 2010.
   会話形式で読みやすく, それでいて深い内容．

3) 岩田健太郎：抗菌薬の考え方, 使い方 ver.3. 中外医学社, 2012.
   版を重ねるごとにパワーアップしている．初学者から専門医まで広く読める一冊．

【担当：　武田親宗　　江原　淳】

クリニカルパール

「脱水状態の肺炎では浸潤影は目立たない」

　肺炎は老人の友, という言葉があるんだけど, 高齢者の肺炎は本当に多い. 脱水を伴っていると肺への滲出が制限されてX線写真の陰影が乏しい場合があって, この時は補液をすると翌日にかえって陰影がひどくなることもある. でも重症度を真に表しているのは呼吸数や酸素飽和度なので, 臨床的に改善していれば陰影の広がりをみて慌てる必要はないよ. X線の写真陰影が良くなるのには数日かかります.

郡　義明（白川分院　院長　総合診療教育部　前部長）

入門編 症例3　悪性リンパ腫の82歳女性

　悪性腫瘍（悪性新生物）は本邦の死因の第1位を占める疾患であり，医師である以上，癌や肉腫，血液腫瘍などの悪性腫瘍と関わっていくことは避けては通れない．疾患に対する分類，ステージング，標準的治療と代替治療，それぞれの治療における予後の見通しを把握し，患者への治療法を決めなければならない．また，悪性腫瘍は「死」と直結するものであり，患者の生命を預かる責任がよりいっそう求められる．悪性腫瘍のプレゼンテーションでは疾患への一般的知識と，患者の心理的負担や人生観への配慮が試される．

学習のポイント

◆ 悪性腫瘍のプレゼンで押さえておくべき7つのポイント
① 患者の全身状態をPSで簡潔に把握する．
② 受診に至った経緯から悪性腫瘍を拾いあげる．
③ 原発巣や体表リンパ節の診療は丁寧に．
④ 病理組織や病勢の推移の判定に有用なマーカーを把握する．
⑤ 画像検査の長所・短所を押さえたうえで，悪性腫瘍の病期診断を行う．
⑥ 病期，標準治療，予後の客観的データを押さえる．
⑦ 治療の目的（キュア/ケア）を考え，患者の希望に配慮して治療方針を提示する．

症例紹介〜プレゼンテーションに至るまで

　Kさんは特に既往のない82歳女性．ゲートボールをするなど元気に生活していた．X年に入ると，全身倦怠感を感じるようになり，4月からは38℃台の発熱を認めるようになった．近医でリンパ節腫大を指摘され，当院へ紹介された．

第 2 章　症例で学ぶフルプレゼンテーション【入門編】

【主訴＆患者背景】

研N「82 歳女性で主訴は発熱です．患者背景です．娘さんと二人暮らしで，ADL は 2 月頃まで自立していました．その後徐々に低下し，入院前は PS 3 でした．飲酒歴・喫煙歴なし，既往歴に特記事項はありません．家族歴では孫娘が血小板無力症を指摘されています．内服薬はありません．」

プレゼンのポイント

　悪性腫瘍の患者背景を述べる際，「PS（performance status）」で全身状態を把握することがポイントとなる．PS には ECOG-PS，Karnofsky-PS，WHO-PS があるが，本例では JCOG（Japanese Clinical Oncology Group）プロトコールマニュアルでも採用されている，ECOG-PS（表 3-1）を採用した．

　また悪性腫瘍の患者では治療にあたり家族の協力が欠かせないため，家族構成も押さえておく．化学療法など治療費が高額になることも多々あり，患者の経済的レベルもあわせて把握しておくとよい．

表 3-1　ECOG の performance status（PS）（JCOG より抜粋）

Score	定義
0	全く問題なく活動できる．発病前と同じ日常生活が制限なく行える．
1	肉体的に激しい活動は制限されるが，歩行可能で，軽作業や座っての作業は行うことができる．例；軽い家事，事務作業
2	歩行可能で自分の身の回りのことはすべて可能だが作業はできない．日中の 50％以上はベッド外で過ごす．
3	限られた自分の身の回りのことしかできない．日中の 50％以上をベッドか椅子で過ごす．
4	全く動けない．自分の身の回りのことは全くできない．完全にベッドか椅子で過ごす．

出典：Common Toxicity Criteria, Version 2.0 Publish Date April 30, 1999
http://ctep.info.nih.gov/protocolDevelopment/electronic_applications/docs/ctcv20_4-30-992.pdf

【現病歴】

研N「現病歴です．X−1年の暮れまではゲートボールなどをして元気に過ごしていました．X年に入り全身倦怠感を自覚し，4月になると38℃台の発熱も認めるようになりました．近医を受診した際に，頸部と鎖骨上窩のリンパ節腫脹を指摘され，精査を勧められて当院を受診しました．外来で，リンパ節生検を行い，悪性リンパ腫と診断されたため，治療目的で近日中に入院予定となっていました．しかし，全身状態が悪化し，食事・排泄はなんとか自力で行えるものの，日中のほとんどを臥床して過ごす状態となっていました．X年5月6日に受診した際，凝固線溶系マーカーと肝胆道系酵素の異常を認めたため，即日入院となりました．」

司会T「特に既往のない元来 ADL 自立の 82 歳女性が，X 年から全身倦怠感があり，4月より 38℃台の発熱とリンパ節腫脹を認めています．悪性リンパ腫が疑われ，近日中に入院予定でしたが，全身状態，採血データの悪化があり，5月6日に即日入院となりました．現病歴までで質問・コメント等ありますか？」

上E「なんで熱を測ってみたのか聞いてみた？」

研N「倦怠感が続くので，測ってみたとのことです．悪寒・戦慄はありませんでした．」

腫内A「リンパ腫の経過で発熱も認めていたとのことですが，他のB症状はあった？」

研N「半年前と比較して 5 kg の体重減少と，盗汗を認めています．」

腫内A「あと，リンパ節腫大は近医で指摘されるまで，自分では気づかなかったのかな？」

研N「聞いていませんでした．」

🧑 腫内 A「本人が気づかないということは無痛性のリンパ節腫大を意味し，悪性腫瘍を疑うエピソードとなるので，ぜひ聞いてみて．」

> **プレゼンのポイント**
>
> 悪性腫瘍の病歴のプレゼンテーションでは，どういう経緯で診断となったのかを述べることがポイントとなる．これは研修医にとって将来，外来で患者を診察した時に，発熱や腹痛，咳などのありふれた症状から，適切に悪性腫瘍患者を拾い上げる準備となる．主訴にあがりやすい全身倦怠感や発熱の他に，体重変化や盗汗（腫瘍熱を疑う症状）といった B 症状の有無も欠かせない．咳と血痰から肺癌を疑ったり，背部痛を契機に膵癌の診断に至ったりすることは，鑑別に悪性腫瘍を挙げることを意識しておかないとできないテクニックである．

【身体所見】

司会 T「身体所見をお願いします．」

研 N「体温は 38.4℃，脈拍は 96/分の整，呼吸数は 24 回で，SpO$_2$ は室内気で 96%，血圧は 100/40 mmHg です．身長は 150 cm，体重は 45 kg です．
appearance は ill，意識は清明．皮膚黄染あり．眼球結膜は貧血様で，眼瞼結膜に黄疸を認めます．口腔内は乾燥していました．頸部は，甲状腺腫大はなく，頸動脈雑音は聴取しませんでした．外頸静脈は虚脱していました．腋窩は乾燥しており，CRT (capillary refilling time) は 1 秒でした．体表リンパ節については，頸部に複数個触知し，鎖骨上窩は生検後で触知せず手術痕のみでした．肺野は呼吸音は清で心音は異常ありません．腹部では右肋骨弓下に肝を 4 cm 触知し，辺縁は鋭で叩打痛はなし，左肋骨弓下で脾臓を 3 cm

触知しました．四肢に特に浮腫はありません．」

司会T「身体所見までで，質問・コメント等ありますか？」

上E「リンパ節腫脹をプレゼンするなら，大きさと形状も教えてください．」

研N「長径 5 cm で癒合傾向を認めています．弾性硬で，圧痛はありませんでした．」

上E「腋窩や，鼠径はしっかり触診したの？」

研N「え，いや…」

上E「先生，リンパ節が腫れそうなところはしっかり見たほうがいいよ．」

指H「腋窩・鼠径には触知できるリンパ節腫脹はありませんでした．あと，リンパ節腫脹の鑑別という点から考えると，頸部リンパ節については，前頸部か，後頸部かで鑑別が変わってきます．前頸部なら細菌感染など局所疾患を疑いますが，後頸部なら伝染性単核球症などの全身疾患の頻度も高くなります．この方は，後頸部でしたね．」

プレゼンのポイント

　悪性腫瘍のプレゼンテーションでは，原発臓器（この患者ではリンパ節）の診察所見を丁寧に述べる．特に体表から腫瘍が触知できる場合は，大きさ，形状，硬さ，可動性，圧痛の有無に注意する．リンパ節においては，頭頸部・鎖骨上窩・腋窩・鼠径部・大腿部が体表から触知することができ，悪性腫瘍の発見の契機となることがあり，丁寧に診察しておこう．

【検査所見】

司会T「検査所見をお願いします.」

研N「RBC 366万/μL, Ret 2.4%, Hb 9.4 g/dL, Ht 29.3%, MCV 80. WBC 13,800/μL, 分画はLym 5.5%, Mono 5%, Baso 0.5%, N-Seg 60%, N-Band 16.5%, Meta 2%, Myelo 0.5%, Aty-Lym 10%でした. Plt 63,000/μL, CRP 4.4 mg/dL, PT-INR 1.21, Fig 84 mg/dL, ATⅢ 47%, FDP 8 μg/mL, D-Dimer 4.0 μg/mL, SFMC＜3.0 ng/mL, Na/K/Cl 137/3.3/96 mEq/L, Ca 10.4 mg/dL, P 3.5 mg/dL, BUN/Cr 19.4/0.7 mg/dL, UA 7.7 mg/dL, Glu 107 mg/dL, TP/Alb 5.0/2.9 g/dL, LDH 2,369 U/L, AST/ALT 249/97 U/L, T-Bil 5.2 mg/dL（D-Bil 85%）, γ-GTP 285 U/L, ALP 1,753 U/L です.」

司会T「検査所見までで質問はありませんか？」

腫内A「骨髄穿刺やリンパ節生検の結果は出てる？ 末梢血中にリンパ腫細胞が出現しているようなので, そちらのフローサイトメトリーの結果はどうだった？」

研N「…（しまった!! 確認してなかった…!）」

指H「末梢血, 骨髄とも大型の異型細胞を認め, フローサイトメトリーにおいてこれらの細胞は大部分がCD20＋, 23－, 5±, 10－で, sIgκμに monoclonallity を有していました. リンパ節生検の結果はDLBCL（びまん性大細胞型B細胞性リンパ腫）の像でした.」

上E「病勢はどうやって追う予定？」

研N「LDHやsIL-2R（可溶性IL-2受容体）がマーカーになります. 本例ではそれぞれ2,369 U/L, 6,300 U/mLでした.」

腫内 A「国際的には，LDH のほうが一般的だし，より簡便に経過を追うことができますね．」

> **プレゼンのポイント**
>
> 　治療方針を決定するにあたり病理組織の情報が必要である．血液疾患では染色体・遺伝子異常の有無が予後・治療法の選択に関連することもあり，併せて押さえておく．
> 　また腫瘍マーカーは腫瘍のスクリーニングには不向きであるが，病勢の推移を把握する点では有用なことがある．例えば，悪性リンパ腫では sIL-2R や LDH が挙げられる．

【画像所見】

司会 T「続いて画像をお願いします．」

研 N「造影 CT において，頸部，鎖骨上窩，腋窩，縦隔，傍大動脈のリンパ節と脾臓の腫大を認めます．また，肝に多発腫瘤を認めています．」

腫内 A「FDG-PET の画像はあるかな？」

研 N「はい．CT で腫大を指摘されていた部位のリンパ節や脾臓に FDG の集積を認めます．肝臓の多発腫瘤にも集積を認めました．」

腫内 A「心エコーはどうだった？」

研 N「確認していませんでした．」

指 H「化学療法ではドキソルビシンという心毒性を持つ薬剤もあるので必要な検査ですね．この方では特に心機能の異常はありませんでした．」

第2章 症例で学ぶフルプレゼンテーション【入門編】

> **プレゼンのポイント**
>
> 悪性腫瘍の診断過程においてはCT, MRIなど各種画像検査を行うが，それぞれに長所・短所があることを押さえておく．例えばFDG-PETは空間的解像能が低く，腫瘍のスクリーニングには限界があるが，転移や局所の腫瘍の拡がりを評価するには有用である．悪性リンパ腫の場合，腫瘍が局所にとどまるのか，全身に分布するのか把握でき病期診断の一助となるため，FDG-PETを治療前に行うことが多い．

【初回アセスメント&プラン】

司会T「ではアセスメントとプランをお願いします．」

研N「プロブレムリストとして，DLBCLを挙げました．本症例では末梢血，骨髄中にも腫瘍細胞が見られており，B症状を伴っていることから，Stage IVBとなります．他にLDH高値，PS3，82歳，節外病変≧2より，aggressive lymphomaの予後指数であるIPI (international prognostic index) では5/5となり，ハイリスクに該当します．さっそくですが本日よりR-CHOP療法を開始する予定です．」

腫内A「この方の予後はどれくらいの見込みですか？ それから化学療法は根治（キュア）を目指すもの？ QOLの維持（ケア）を目指すもの？」

研N「DLBCLのハイリスクとすれば4年生存率が59％です．現段階ではキュアを目指しています．」

腫内A「そうだね．よく勉強できてるね．リンパ腫，特にB細胞型はリツキシマブ（Rituximab）が有効なので，このようにハイリスクの方でも，CR（complete response）に入れば治癒の可能性が

あるね．ただ，CR に持ち込めない可能性も十分にあるけど，どのあたりまで，本人に説明してる？」

研N「ご本人はかなり衰弱してたので，予後と見通しについては，娘さんと相談しました．ありのままに説明しましたが，娘さんは『しんどいことはかわいそうで…化学療法でしんどくならないか心配です．』と言っています．化学療法を行わないほうがよいのでしょうか？」

腫内A「難しいところだね．血液腫瘍の場合，化学療法を行うことで腫瘍熱などが軽快し，全身状態が改善することがよくあるしね．主治医として，ご家族と十分に相談して決めたのなら，化学療法を行ってよいと思う．mini CHOP という療法もあるので，参考にして下さい．」

研N「ありがとうございます．」

指H「ご本人が楽しみにしていたことがありましたよね．」

研N「はい．7月にひ孫が生まれるそうで，楽しみにされています．治療が奏効すれば，その頃までに退院できるよう調整していきたいと思います．」

司会T「他に質問・コメント等はありませんか？」

腫内A「抗癌剤の副作用予防の予定については考えてある？」

研N「悪心・嘔吐予防として，day 1 にパロノセトロンを静注する予定です．」

上E「DIC はどうするの？」

研N「DLBCL に起因するものと考えており，現在出血傾向は見られないことから原疾患の治療のみとし，抗 DIC 療法は行いません．」

> **プレゼンのポイント**

　腫瘍ではそれぞれにStaging（病期分類）の仕方があり，固形腫瘍ではTNM分類，リンパ腫ではAnn Arbor分類（表3-2）がある．予後推定と治療法選択を決定する基準となるので，そのつど勉強しておきたい．

　一方，腫瘍の治療に関するエビデンスは新薬の登場などにより日々変遷しているので，最適な治療計画を考えるには最新の情報を取り入れていく作業が必要となる．初期研修の段階で全科の腫瘍に関して論文を網羅する必要はないが，腫瘍に関しては，NCI-PDQ（米国の腫瘍版UptoDate）を参考にするとよい．腫瘍の疫学，病期分類や標準治療から，臨床試験や参考文献まで最新のデータが記載されていて，腫瘍の診療においては大いに役立つ．そのほかレジデントマニュアルなどを参考にするとよいだろう．

　また，Stage（病期）や患者の全身状態によって推定される予後も把握しておくべきである．ただ，予後で表わされる数字はあくまで，集団の平均値・中央値であるので，目の前の患者ではその他の修飾因子が幾重にも重なり，必ずしも当てはまるわけではないことも認識しておく．

　そして，標準治療が何であるかや，治療の目的がキュアなのかケアなのかも，患者のこれからの見通しを立てるうえで認識しておかねばならない．ここで重要となるのが患者への病状説明である．原則は本人にありのままに説明することであるが，全身状態が不良で同席できなかったり，本人が病状説明を希望されない場合などはキーパーソンとなる家族への説明が同様の意味を持つ．もちろん，本人が病状説明を希望する場合は真摯に応じる必要があるが，その際は本人の心理的負担に配慮した内容・方法・環境を選択する．例えば，bad newsの伝え方としてSHARE[※1]やSPIKES[※2]が有名である．場合によっては，1回の病状説明だけでなく，複数回に分け

て時間をかけて説明することが効果的なこともある.

　予後について言及した場合，本人から，「○○までは生きていたい.」「□□には退院していたい.」という話が出ることも多い．本例のようなひ孫の誕生というイベントだったり，子どもの結婚式，孫の卒業・就職などのこともある．もちろん，それのみで治療方針を決めるわけではないが，患者の希望を最大限尊重できる治療法を常に模索する姿勢を忘れずにいたい.

表 3-2　Ann Arbor 分類

Ⅰ期	病変が1か所のリンパ節領域（Ⅰ）あるいは，1か所のリンパ節外臓器（ⅠE）に限局
Ⅱ期	病変が横隔膜の片側の複数のリンパ節領域，リンパ組織に広がる（Ⅱ），あるいは横隔膜の片側の限局したリンパ節外の臓器や部位への浸潤と1か所以上のリンパ節領域の病変（ⅡE）
Ⅲ期	病変が横隔膜の両側に広がる（Ⅲ）．リンパ節外の臓器や部位への限局した浸潤を伴う場合はⅢE期とする.
Ⅳ期	リンパ節以外の臓器や部位へのびまん性の浸潤

B：6か月以内に10％以上の体重減少，38℃以上の原因不明の発熱，夜間盗汗
X：巨大腫瘤（最大径10 cm以上），あるいは胸椎5/6レベルの胸郭横径の1/3以上の胸腔内病変）Waldeyer輪，脾臓，胸腺はリンパ節領域とする.

※1 SHARE

Supportive environment（支持的な環境設定）

How to deliver the bad news（悪い知らせの伝え方）

Additional information（医学的，社会的付加情報）

Reassurance and Emotional support
　　　　　　　　　　（安心感と情緒的サポートの提供）

※2 SPIKES
Setting up the interview（面談の設定）
assessing the patient's Perception（患者の認識を評価する）
obtaining the patient's Invitaion（患者からの求めを確認する）
giving Knowledge to the patient（患者に知識と情報を提供する）
addressing the patient's Emotions with Empathic responses
　　　　　（患者が招く感情に共感を込めて対応する）
Strategy and Summary（方針とまとめ）

〈参考文献〉
・Peyrade F, Jardin F, Thieblemont C, et al；Groupe d'Etude des Lymphomes de l'Adulte (GELA) investigators. Attenuated immunochemotherapy regimen (R-miniCHOP) in elderly patients older than 80 years with diffuse large B-cell lymphoma：a multicentre, single-arm, phase 2 trial. Lancet Oncol　12：460-468, 2011.

研修医へオススメの文献コーナー（悪性腫瘍編）

国立がん研究センター内科レジデント編：がん診療レジデントマニュアル　第5版．医学書院，2010．
各種悪性腫瘍のデータがまとまっている．

【担当：　長畑洋佑　　橋本就子】

入門編 症例 4　　**肺癌の化学療法変更目的に入院となった 63 歳女性**

　悪性腫瘍に対する化学療法は，ぜひとも初期研修医のうちに経験したい分野の一つである．化学療法を行ううえで必ず知っておかねばならないことは，「患者にとってしんどい」治療であることだ．医療行為のほとんどは，薬の投与や手術で症状が改善し，患者にとっても目に見えて効果がわかりやすい．しかし，化学療法は逆に患者の ADL を著しく低下させたり，症状を悪化させることすらある．担当医はそうした特徴を理解したうえで，その治療は本当に患者にとって良いことをしているのか，エビデンスと照らし合わせて行うことが大切である．本項では，2nd line 以降の化学療法の変更で，日常的にはしばしば行われているものの，エビデンスに乏しい症例，化学療法を継続するか悩むような症例が題材となっている．患者が化学療法の継続が可能な状態なのか，変更する薬剤にどの程度の利益が証明されているのか，全身状態，リスクとベネフィットが聴衆に伝わるようにプレゼンテーションしたい．

学習のポイント

- ◆ 客観的指標として癌診療における共通言語（RECIST ガイドラインの効果判定や CTCAE の有害事象共通用語規準など）を正しく使用する．
- ◆ 化学療法の変更例の現病歴では，変更時に必要な情報（①以前使用した化学療法の種類と dose，②起こった有害事象，③得られた効果の判定）をきちんと述べる．
- ◆ 加療が長い担癌患者の現病歴では治療の推移ばかり伝えがちであるが，症状の推移も述べる．
- ◆ 身体所見では oncologic emergency（悪性腫瘍患者の緊急症）に注意する．
- ◆ 病勢を反映するマーカー値は必ず推移を含めたプレゼンを心がける．
- ◆ 抗腫瘍薬の選択・用量の設定については必ず理由があり，その根拠をアセスメント＆プランで述べる．

症例紹介〜プレゼンテーションに至るまで

Tさんは事務員をしている63歳女性．義母が脳梗塞で入院中であり，介護が大変であった．

X−1年の11月にStage IVの肺癌を指摘されて以降，化学療法を繰り返している．今回は3rd lineの化学療法導入目的にX年5月20日に入院となった．

【主訴＆患者背景】

研T「63歳女性の方で，主訴は特にありません．
患者背景です．ADLは完全自立でPSは0です．家族構成ですが夫，夫の母と3人暮らしです．飲酒歴なし，喫煙歴なしで，既往歴はB型肝炎キャリアと逆流性食道炎，手術歴は20代に虫垂炎があります．家族歴ですが母親がB型肝炎，糖尿病，脳梗塞で要介護3であり，入退院を繰り返しています．内服薬は特にありません．」

上A「主訴は特になし？　今回，受診した理由は？」

研T「あっ，はい，肺癌に対する3rd lineの化学療法導入目的に入院しました．」

上A「その一言で患者像がだいぶ明確になったよ．何度めかの予定入院で主訴はなかったのかもしれないけど，入院目的は必ず述べようね．」

プレゼンのポイント

プレゼンテーション開始時にはタイトルを述べるが，入院患者では必ず入院目的をタイトルに入れる（症例1の「主訴＆患者背景」でも述べているので参照のこと）．本症例では，「肺癌に対して3rd line[注]の化学療法導入目的に入院となった63歳女性です」と述べる

と聞く側も心構えができ，続く患者背景のプレゼンテーションもどの部分に注目して聞いたらよいかわかる．例えば現在のPS（performance status）はどうか，化学療法を継続できるような家庭環境かなど，重要なことに注意して聞くようになる．主訴がない入院もあるので，その場合には適切なタイトルをつけるよう心がけよう．

注：1st line（一次治療），2nd line（二次治療）という言い方は何番目に投与された薬剤か，ということを表している．

【現病歴】

研T「現病歴に移ります．B型肝炎のキャリアであったため，当院消化器内科を定期的に受診していました．X－1年の6月より右足の付け根に労作性の痛みが出現しました．6月24日の当院消化器内科受診時の造影MRIで多発性肝腫瘤を指摘され，7月13日に造影CTで左上葉に肺癌を疑う結節影を指摘されました．その後，PDG-PET，骨シンチで右坐骨結節，L3椎体棘突起に集積亢進を認め，骨転移が疑われました．StageⅣの肺癌が疑われ，精査加療目的に7月30日に当院に入院しました．気管支鏡検査にてsmall cell carcinomaが認められ，右上葉原発の小細胞肺癌，ED（進展型），StageⅣ，cT3N0M1bと診断されました．シスプラチン/エトポシド（CDDP cisplatin/ETP etoposide）療法を2コースと右坐骨結節に対してradiationを施行し，9月16日に退院しました．化学療法の有害事象には下痢，悪心，好中球減少を認めました．その後も化学療法を繰り返し，1月の6コース終了時にCTで原発巣の縮小を認めました．有害事象としては好中球減少を認めました．外来フォロー中に胸部X線で再度腫瘤影の増大が認められ，腫瘍マーカーも増大したため，2nd line化学療法としてAMR（アムルビシンamrubicin）の導入目的に2月10日に入院となりました．有害事象としては便秘のみでした．AMRの4コース後にも腫瘍マーカーや肝酵素の上昇が続き，新たな肺内転移と肝転移が出現し

ました．今回 3nd line の化学療法として CPT-11（イリノテカン irinotecan）導入目的で 5 月 20 日に入院となりました．」

司会T「既往に B 型肝炎キャリア，逆流性食道炎，虫垂炎のある 63 歳女性が，昨年夏に小細胞肺癌（ED，StageⅣ/cT3N0M1b）と診断され，CDDP/ETP 療法を 6 コース，AMR 4 コース施行し，今回 3nd line（CPT-11）導入目的に 5 月 20 日に入院となった方です．現病歴までで質問，コメント等ありませんか？」

上A「何度も化学療法を続けている人なので治療歴は大事だけれど，今のプレゼンでは患者の現在の状態が全く伝わってこない．患者さんの症状の推移はどうなのかな？」

研T「症状は特にない方なので…あ，体重変化ですが半年前から 5 kg の体重減少を認めます．」

上A「体重が減ったのはなぜかな？　食事量の変化は？」

指T「補足ですが，食事量も減少し，茶碗 2 杯食べていたご飯が今は 1 杯程度に減少しています．また，肺癌と指摘されてから半年の間に，家事を全部こなすことはしんどくなり，一部を夫に任すようになっていました．ここ 1 か月は倦怠感が増し，現在は洗濯物を畳むといった座っての作業はできますが，布団運びなどの重労働は困難です．PS は半年かけて 0 から 1 に悪化しています．」

上A「なるほど，よくわかった．PS は化学療法の継続を決定する大事なスケールだから，その推移を伝えることは大事だね．
また主訴がなくて ADL が完全自立の場合でも，患者さんは病気によって全身状態が悪くなっている場合があるよ．そんな時は以前と比べてできなくなったことや困っていることを聞くと症状の推移が見えてくる場合があるよ．今回は家事だったけど，他には趣味の回数（例えば散歩が趣味なら散歩に行く回数など）が減ってないか，病院に通う手段が変化していないか（公共機関を利用していたのが，家族の車を利用しないと来られなくなった）などでわかる場合もあるね．

それに食事摂取量の変化も全身状態を表す尺度になるよ．症状についてプレゼンするときにも，半定量的に客観性を持たせると相手に伝わりやすいよ．」

研T「はい．勉強になります．」

上A「前回使用した抗癌剤の dose は標準量だったの？」

研T「使用量までは調べていません．」

上A「前回の治療歴を詳しく述べてくれたけど，大事な情報が抜けているね．今回の化学療法で抗癌剤が変更されてるよね？ その理由が知りたいんだ．抗癌剤が変更となるのはすでに投与している抗癌剤が効果不良な場合や有害事象が強く続けられない場合，患者のPS が低下した場合などがあるので，抗癌剤の種類と合わせて使用量も確認しておきたい情報だよ．抗癌剤が癌に効いているかについては，RECIST（図 4-1, 75 頁）というがん薬物療法の効果判定基準というものがあるので，それに則ってプレゼンしよう．PR や PD という言葉は聞いたことはあるよね？ それに，有害事象に関しても程度がわからなければ，なぜ変更になったのかがわからない．こちらも CTCAE（表 4-1, 76 頁）という共通用語があるので，きちんと Grade までプレゼンして．」

研T「言葉は聞いたことがありますが，詳しくは覚えてないです．」

指T「CDDP/ETP 療法を 6 コース，最初 full dose で施行し，有害事象は Grade 2 の下痢と嘔気，Grade 3 の好中球減少を認めました．6 コース終了時 PR でしたが，外来フォロー中に原発巣の増大を認め PD（progression disease）と判断．2nd line の AMR は標準量の 80％用量で開始し，2〜4 コースは標準量の 60％用量で施行しました．有害事象は初回のみ Grade 4 の好中球減少を認めましたが，2 コース目以降，用量を減らしてからは認めていません．

4クール施行中は SD (stable disease) でしたが，5クール目開始前に新たな肺内転移と肝転移が出現し，PD と判断しました.」

プレゼンのポイント

1. **加療歴が長い人でも治療の推移だけではなく，症状の推移も述べる.**

　病院での加療歴の長い人や他院からの紹介症例では病院での検査，治療歴を重視するあまり，症状の推移が軽視されがちになりやすい．もちろんどのような治療を受けてきたのかも大切な情報だが，患者の症状の推移も今後の治療を決める大切な情報である．症状の推移を実際には診察していない他の医師に客観的に伝えるのは難しいが，半定量的に説明するのがポイントで，その具体的方法は，上記の指導医の発言の内容のとおり，今までできたのにできなくなったこと，言いかえれば，普段のあらゆる生活の変化を問診するとよい．これらのプレゼンテーションのためには詳細な問診がベースに必要となる．ただし，症状の推移を漫然と説明すると長くなるので，やはり話す内容は重要なものに絞りたい．

2. **現時点（化学療法の変更の時点）で必要な情報に絞って述べる.**

　本プレゼンテーションでは初期の診断のときの詳細な経過が述べられているが，これは今回の化学療法の変更の判断に直接関わらない情報である．このようなプレゼンテーションだと聞いている側も情報が多すぎて混乱してしまう．なぜ今化学療法を変更せねばならないのかを聴衆は聞きたいのであって，それがわかるようにポイントを絞って話すと伝わりやすい．

　現病歴のパートで聞き手が必要としている情報は，①診断のきっかけと初診時の TNM 分類・ステージング，②今までの治療経過の要約，③現在の患者の全身状態や症状，が挙げられる．初診時の経過は，「X-1 年に足の疼痛を契機に発見された右上葉原発の小細胞肺癌，坐骨と L3 に骨転移を認め，初診時 ED, StageⅣ/cT3N0M1b の患

者さんで，以後当科通院中の方です．」くらいでも，この場合のプレゼンテーションとしては十分だろう．

治療経過を述べる際も，必要な情報の取捨選択が必要である．今後の化学療法の種類と dose の決定に必要な情報に絞ってプレゼンテーションしたい．必要な情報は，①以前使用した化学療法の種類と dose，②起こった有害事象，③得られた効果の判定，が挙げられる．

情報量が多ければ，レジメンの中止減量に関わらない軽い有害事象（Grade 2：下痢など）は省略してもよいだろう．

有害事象の程度や効果判定は，レジメン変更や今後の dose 決定に影響するため，3つセットで伝えたりするなど，表現を工夫したい．

診断時の検査や前回入院期間の詳しい日付等は必ずしも詳細にプレゼンする必要はなく，大まかな時間経過がわかれば十分である．

3. 客観的な指標を使って述べる．

あるプレゼンテーションを聞いて，人により解釈の差が生まれるよりは，どの聞き手にも等しく患者の状態や有害事象の程度が伝わるほうがよい．したがって決まったスケールがある場合はそれを用いるほうがベターである．有害事象の程度については CTCAE という決まったスケールがあり，化学療法の効果判定については RECIST という効果判定基準がある．これらはがん診療における共通用語であり，例えば Grade いくつと言えば，解釈に差は生まれない．

> **改善例**
>
> 「現病歴です．X－1年○月に足の疼痛を契機に発見された右上葉原発の小細胞肺癌，初診時に坐骨と L3 に骨転移を認め，ED, Stage Ⅳ/cT3N0M1b と診断され，以後は当科に通院中の方です．このたび 3rd line 導入目的で入院となりました．1st line は CDDP/ETP を 6 コース full dose で施行し，終了時 PR で，投与中 Grade 3 の好中球減少を認めました．外来通院中の○月に PD となり，2nd line として AMR を標準量の 80％で開始しましたが，初回は Grade 4 の好中球減少を認め，2 コース目以降は標準量の 60％に減じて投

与を継続しました．4クール施行中はSDでしたが，5クール目開始時点で新たな肺内転移と肝転移が出現し，PDと判断し，抗腫瘍薬の変更，中止を考慮するに至りました．患者の抗腫瘍薬継続の希望が強く，3rd lineを導入します．

本人は初診時ADL自立，ECOG-PS 0でほぼ無症状でしたが，指摘から9か月が経過し，現在はPS1に低下しています．具体的には倦怠感が増強し，食事量も普段の半分程度で，日常の家事も一部は夫に任せています．軽作業は可能ですが，布団運びなどの重労働は困難です．その他，明らかな自覚症状の増強はありません．」

【身体所見】

研T「続いて身体所見に移ります．
身長 175 cm，体重 85 kg，バイタルサインは体温 36.8℃，脈拍数 76 の整，血圧 88/50 mmHg で以前と変わりありません．呼吸数 16（室内気），SpO$_2$は 97％です．
appearance は not so well で意識は清明です．
眼瞼結膜貧血なし，眼球結膜に黄染なし，口腔内に発赤はなし，湿潤です．
頸部ではリンパ節腫脹，頸静脈怒張を認めません．
肺野では呼吸音に雑音を認めず，心音ではⅠ音Ⅱ音亢進減弱なく，Ⅲ音Ⅳ音および心雑音を認めません．
腹部は平坦・軟，圧痛なく腸音は正常です．
肝叩打痛は陽性，CVA叩打痛は陰性です．
四肢に皮疹，浮腫は認めません．ばち指も認めませんでした．」

上A「脊柱叩打痛は？」

研T「脊柱叩打痛は陰性です．」

🙂A「脊柱叩打痛があれば骨転移による脊髄圧迫の可能性もあるので，注意しておいてね．実際に麻痺症状が出現した場合は迅速に治療を始めないと不可逆的な障害が残るからね．担癌患者さんの腰痛は要注意だよ．」

プレゼンのポイント

1. 身体所見は伝わるようにプレゼンテーションする．

担癌患者のプレゼンテーションに限った話ではないが，身体所見も聞く人により解釈の余地が生まれるよりは，客観性があるほうが望ましい．詳しくは第1章の身体所見のまとめ方の項目を参照されたい．

2. oncologic emergency に注意する．

担癌患者はいくつか注意しておいたほうがよい緊急症があり，oncologic emergency※という．特にその恐れが高い場合には，それ

> ### ※ oncologic emergency とは
>
> 発症後数日以内，または数時間以内に担癌状態が原因で非可逆的な機能障害を起こし，QOLやADLの低下をきたし，時には致命的となる病態の総称である．最終的には原因治療が必要となるが，初期治療で大切なことは担癌患者の症状を把握し，まずはそれに適切な対症療法を講じることである．
>
> 下記の例はあくまでも一例であるので，詳細は他書を参照してほしい．
>
> | 特に注意すべき病歴/身体所見の例 | 考えられる原因 |
> | --- | --- |
> | 脊柱叩打痛陽性，Lasègue 徴候陽性，肛門括約筋障害 | 脊髄圧迫 |
> | 呼吸困難，動悸/奇脈，脈圧低下，心音低下，頸静脈怒張 | 癌性心膜炎/心タンポナーデ |
> | 意識障害，食欲不振 | 高Ca血症 |

らの陰性所見をプレゼンテーションしておくことで，プレゼンターがそこに注目していることが聴衆には伝わる．この患者の場合，L3に骨転移があり，姑息的な放射線照射はなされていないので（恐らく抗腫瘍薬の反応がよかったからだと考えられるが），脊柱叩打痛について触れておくと，そこについては一応注目していて，問題ないと考えているということが，聴衆には伝わるだろう．

【検査所見】

研T「続いて検査所見です．
Hb 11.9 g/dL, Ht 34.1%, Plt 17,300/μL, WBC 5,800/μL, CRP<2 mg/dL, Na 135 mEq/L, K 4.1 mEq/L, Cl 100 mEq/L, Ca 9.1 mg/dL, BUN 8.7 mg/dL, Cr 0.5 mg/dL, Glu 110 mg/dL, T-Chol 235 mg/dL, TP 7.2 g/dL, Alb 3.7 g/dL, <u>LDH 387 U/L</u>, <u>AST 141 U/L</u>, <u>ALT 28 U/L</u>, <u>T-Bil 2.5 mg/dL</u>, <u>γ-GTP 491 U/L</u>, <u>ALP 824 U/L</u>.
腫瘍マーカーは <u>proGRP 2,600</u>, <u>NSE 120</u> でした．」

上A「腫瘍マーカーの推移は？」

研T「確認していません．」

指T「proGRP は AMR 投与を継続していたこの 2 か月間で 2,100 から 2,600 へと上昇し，NSE は 85 から 120 と上昇しています．」

上A「検査値には絶対値が重要になるものもあるけれど，推移が重要となるものも多いです．腫瘍マーカーは推移が重要となる代表的な検査値なので，推移をきちんと把握しておいてください．」

> **プレゼンのポイント**

　病勢を反映するマーカーは必ず推移を含めたプレゼンテーションを心がける．

　腫瘍マーカーは種類により特性が違い，診断感度の高いもの，特異度の高いもの，腫瘍の大きさを反映するものなどさまざまで，腫瘍のスクリーニングや組織型の推定などにも利用されるが，ひとたび悪性腫瘍と診断された後の担癌患者の経過を見ていく状況では，その推移が重要となる．小細胞肺癌では proGRP が有名な腫瘍マーカーだが，病勢の推移と腫瘍マーカーの上昇下降がパラレルに動いているなら，推移もプレゼンテーションするほうがわかりやすい．プレゼンテーションする腫瘍マーカーがどんな特性をもつのかを把握するとともに，推移もチェックしておこう．

　そのほかの検査値も担癌患者では，腫瘍の種類や全身状態によりさまざまな値をとり得るので，その特徴を押さえておくとよい．

【画像所見】

研 T「続いて画像所見です．骨・軟部組織陰影に異常はありません．CTR は 42％です．C-P angle は両側 sharp，大動脈や横隔膜陰影も明瞭に追うことができます．左肺門部に 2 cm の腫瘤影を認めます．2 週間前の X 線画像と比べて不変かやや増大しています．その他，肺野には特に異常影はありません．
胸部 CT にても左肺門部に同様の腫瘤影を認めます．胸部 X 線では指摘困難でしたが，同側左肺の S6，S8 に最大径 10mm で辺縁整の多発小結節影を認めます．腹部超音波検査にて，低エコーな多発腫瘤影を認め，これらの所見はこの 3 か月の経過で出現してきています．他，頭部 MRI は異常ありません．」

> **プレゼンのポイント**
>
> RECIST 基準にもあるように，この場合重要なのは原発腫瘍のサイズの把握であるので，それが伝わるようにする．
>
> 画像所見も重要な部分をピックアップしたい．今回の場合，画像所見で聞き手が知りたい内容は，これまでのポイントで述べられたことと同様で，抗腫瘍薬の変更に至った根拠である．つまり，腫瘍が進行し PD となったという画像的な根拠を明示したい．RECIST 基準にもあるように，この場合重要なのは，原発性肺癌のサイズの増大，新しい転移の出現，である．したがって，①それに関わる所見をピックアップすることと，②現在の所見だけでなく，研修医のプレゼンテーションのように，時間的な経過を併せて述べることがポイントである．また悪性腫瘍は進行すると全身性疾患となり，画像上もさまざまな所見が見られる場合がしばしばあるが，すべてを漫然と述べるのは避けたい．当院では伝統的に胸部 X 線の所見は全患者フルプレゼンテーションをしており，上記のようになっている．

【初回アセスメント＆プラン】

研T「初回アセスメント＆プランです．プロブレムリストですが，StageⅣ/ED/肺小細胞癌が挙げられます．
2nd line PD 例であり，sensitive relapse 例[注]ではないため，3nd line として CPT-11 で導入する予定で，先に AMR で Grade 4 の白血球減少を起こしているため，8 割 dose で投与する予定です．下痢や嘔気に注意しつつ，問題なければ 1 週間程度で退院予定です．」

上A「抗癌剤の選択や用量設定について理由とともに述べていていいね．ただね，化学療法はケア目的かキュア目的か，どちらですか？」

研T「患者さんはよくなって家に帰りたいと言ってますが…」

👨‍⚕️A「確かに小細胞肺癌は他の肺癌に比べると化学療法に感受性が高いけど，肺癌に対する化学療法はすべてケア目的だからね．そもそも小細胞肺癌の場合は治療は 3nd line 以降はエビデンスのあるものは現時点では存在しないんだ．」

研T「えーっと…（指導医の先生が決めたことだし…どうして CPT-11 を導入するのか，理由を確認していなかったな）」

👨‍⚕️A「先生は外来でこの患者さんを診ることはないから想像しにくいと思うけど，この患者さんの長期的な治療方針についてはどう思う？」

研T「有害事象がひどければ dose を下げながら，PD になるまで CPT-11 で治療します．
PD になれば別の抗癌剤を検討しますが，結局は患者さんに肺癌は治らないということを受け入れてもらうしかないと思います．」

👨‍⚕️A「なかなか病気を受け入れてもらうのは難しいこともあるけどね．癌と闘うことで生きるモチベーションを保つような人もいるからね．あとは骨転移を疑う症状が出れば鎮痛剤による疼痛コントロールや放射線治療を積極的にしていくことが大事だね．PS が不良になれば 3rd line 以降の化学療法を漫然とやるのはよくないし，best supportive care のみに移行したほうがいいかもしれないね．」

プレゼンのポイント

　疾患が確定されている場合は，プロブレムリストとして，その疾患名を挙げる．プランについては抗癌剤投与の場合，抗腫瘍薬の選択・用量の設定についてはかならず理由があるので，その根拠を述べることが大切である．なぜその薬剤を選び，なぜその用量で投与するのかをプレゼンテーションのポイントにする．エビデンスのある治療の場合にレジメン選択の根拠を知っておくことはもちろんだが，エビデンスの乏しい治療でもその薬剤選択に至ったのは，指導

医の中になんらかの理由があるはずである．本例の小細胞肺癌が3rd lineのようにエビデンスが乏しい化学療法で，CPT-11が選択されているのは，エビデンスとして1st lineでは小細胞肺癌へのCPT-11の投与成績があるからである．そういったことを理解していることが望ましい．用量についても同様で，標準用量から減量して投与する際は，先のポイントで述べた有害事象などの理由があるからなので，その理由が説明できるほうがよい．ただ，最初のプレゼンテーションの際にそれらをすべて時間をかけて述べる必要があるかは，カンファレンスの場面と参加している医師によると思われる．

注：sensitive relapse
初回治療が奏効し，再発・再燃までの期間が90日以上の場合をいう．再燃・再発小細胞肺癌に対する標準的な化学療法は存在しないが，この場合，2nd lineとして初回治療と同じ化学療法が臨床的には汎用されている．

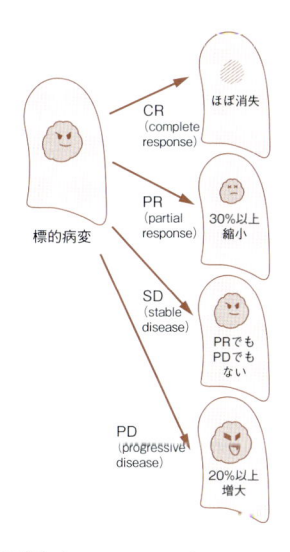

図 4-1 標的病変の評価（RECISTガイドラインを図式化）
日本臨床腫瘍研究グループ「固形がんの治療効果判定のための新ガイドライン（RECISTガイドライン）改訂版 version 1.1」http://www.jcog.jp/doctor/tool/recistv11.html.
Eisenhauser EA, et al：New response evaluation criteria in solid tumors：Revised RECIST guideline（version 1.1）. Eur J Cancer　45：228-247, 2009.

表 4-1　CTCAE（Common Terminology Criteria for Adverse Events；有害事象共通用語規準）

Grade 1-5 は以下の原則に従って定義されている．
- Grade 1　軽症；症状がない，または軽度の症状がある；臨床所見または検査所見のみ；治療を要さない
- Grade 2　中等症；最小限/局所的/非侵襲的治療を要する；年齢相応の身の回り以外の日常活動の制限
- Grade 3　重症または医学的に重大であるが，ただちに生命を脅かすものではない；入院または入院期間の延長を要する；活動不能/動作不能；身の回りの日常生活動作の制限
- Grade 4　生命を脅かす；緊急処置を要する
- Grade 5　死亡

便秘
- Grade 1　不定期または間欠的な症状
- Grade 2　緩下剤または浣腸の定期的使用を要する持続的症状
- Grade 3　摘便を要する頑固な便秘
- Grade 4　生命を脅かす；緊急処置を要する
- Grade 5　死亡

下痢
- Grade 1　ベースラインと比べて＜4 回/日の排便回数増加
- Grade 2　ベースラインと比べて 4～6 回/日の排便回数増加
- Grade 3　ベースラインと比べて 7 回/日以上の排便回数増加；便失禁；入院を要する
- Grade 4　生命を脅かす；緊急処置を要する
- Grade 5　死亡

悪心
- Grade 1　摂食習慣に影響のない食欲低下
- Grade 2　顕著な体重減少，脱水または栄養失調を伴わない経口摂取量の減少
- Grade 3　カロリーや水分の経口摂取が不十分；経管栄養/TPN/入院を要する
- Grade 4　生命を脅かす；緊急処置を要する
- Grade 5　死亡

好中球減少
- Grade 1　LLN-1500/mm^3
- Grade 2　1500-1000/mm^3
- Grade 3　1000-500/mm^3
- Grade 4　＜500/mm^3
- Grade 5　定義なし

おおまかな基準としては，血液有害事象 Grade 4 以上その他有害事象 Grade 3 以上，の場合に次回抗がん剤の dose down を検討するとされている．

日本臨床腫瘍研究グループ「有害事象共通用語規準 v4.0 日本語版 JCOG 版」http://www.jcog.jp/doctor/tool/ctcaev4.html
National Cancer Institute "Common Terminology Criteria for Adverse Events（CTCAE）v4.0 http://ctep.cancer.gov/protocolDevelopment/electronic applications/ctc.htm#ctc 40

【担当：　高橋佑典　辻　貴宏】

クリニカルパール

「病気っちゅうのは，患者の（受容の）ペースちゅうもんがあるんや．こっち（医療者）が急いで検査や治療の段取りしても，患者がついて来れんかったらアカンやろ」

これは重症だ，迅速に診断して早く治療してあげたい．医師であればこうした思いにかられることは珍しくない．検査スケジュールを早めに押さえ，何日から治療を始めなければ，となるものだが，この時患者さんが病気についてどう思っているかについても配慮したい．

患者さん自身も「これは重大な病気ではないか」と考えている場合は検査や入院の必要性についても比較的理解が得られやすい．

一方で医療者からみると深刻な状態なのに患者さん側はあまり大した問題だと思っていないことがある．この場合どんどん検査や治療のスケジュールを組んでいくと患者さんは「そんなつもりではなかった」と困惑してしまい，医師―患者関係の構築が難しくなる．特に悪性腫瘍の患者さんは進行してからでないと症状が出にくく，こうした状況を招きやすい．この時には普段よりも一層丁寧に，何度も何度も病状について説明し，関係を築いていくことが何よりも大切である．

田口善夫（呼吸器内科　部長）

入門編 症例5　脳卒中で緊急入院となった55歳男性

　脳卒中のプレゼンテーションで，何よりも聞き手に伝えたいことは2つ，"病型は何か"と"病変の部位はどこか？"である．

　聞き手にも病型の鑑別にいたるまでの思考プロセスを辿ってもらうため，梗塞なのか出血なのか，梗塞であれば，血栓症なのか塞栓症なのか，血栓症であればアテローム性なのかラクナ梗塞なのか，というように段階を追って伝えよう．その際には，鍵となる患者さんの情報を盛り込むことが大事．「日中に突然片麻痺を発症した心房細動のある70歳男性」と述べると，聞き手は「脳塞栓っぽいな．」と病型をイメージできる．

　病変部位についても聞き手が病変の部位を推測できるようにプレゼンテーションしていくことで，聞き手は，対応する画像の部位を丹念にみることができ，見逃しを防ぐことができる．もし，予測していた部位に病変がない場合は脳卒中ではないかもしれない．

　"病型は何か？""病変の部位はどこか？"これら2つが，聞き手の頭の中でうまく描かれるようなプレゼンテーションを目標としよう．

学習のポイント

- ◆ 病型の伝え方：「既往歴・家族歴」「先行するTIAの有無」「症状のonset, time course」「動脈硬化のリスクファクター，心房細動や糖尿病の有無」など，病型を考えるうえで大切な情報は必ず述べる．
- ◆ 病変部位の伝え方：神経学的所見を系統立てて述べ，最後にまとめを述べると，聞き手は病変部位を想起しやすい．
- ◆ t-PAを考慮するのであれば検査所見でt-PAの禁忌項目の検査値を述べる．

症例紹介〜プレゼンテーションに至るまで

　Yさんは，専業農家を営む55歳男性．今は，稲の刈り入れ時で忙しい毎日を送っている．今朝，目が覚めると，左顔面と左上肢がしびれていた．寝違えたのかな…と様子をみていたが，いっこうに治る気配がない．1時間後，心配になって救急外来を受診された．

【主訴＆患者背景】

研Y「左の顔面と上肢のしびれを主訴に救急外来を受診された55歳男性です．
ADLは完全に自立，両親，妻と子ども3人の7人暮らし，農家を営んでいます．喫煙は1日10本×10年で，飲酒はつきあい程度で，既往歴に高血圧，糖尿病があり，Ca拮抗薬，ARB，DPP4阻害剤を内服しています．家族歴ですが，母親が高血圧，糖尿病，父親が高血圧です．」

プレゼンのポイント

　リスクファクターは，どんな疾患のプレゼンテーションでも欠かせない．脳卒中のリスクファクターには，動脈硬化の原因となる生活習慣病，心疾患，癌，高齢，男性，喫煙などがある．脳塞栓症で忘れてはならないのは心房細動だろう．アテローム血栓性梗塞で先行することが多いTIA（transient ischemic attack）症状の有無も忘れず伝えよう．

【現病歴】

研Y「現病歴です．入院前日までは，いつもどおりの生活をしていました．入院当日の朝6時に起床したところ，左顔面と左上肢のしびれを自覚しました．左顔面のしびれは，正中で境界明瞭とのことです．左上肢は，肩より遠位部に全周性のしびれを認めました．しびれが続いたので1時間後の7時に救急外来を受診し，脳梗塞を疑われて精査加療目的に緊急入院しました．頭痛，意識障害，嘔吐は認めませんでした．

その他のROS（review of system）ですが，陽性所見は，しびれ以外は特にありません．陰性所見は，めまい，痙攣，見えにくさ，複視，呂律困難，失禁，排尿困難，便失禁，歩きにくさ，麻痺は認めませんでした．動悸もありません．」

司会N「既往に高血圧，糖尿病のある55歳男性で，起床時より左の顔面と上肢にしびれを認め，1時間後に救急外来を受診し，脳梗塞疑いで入院となった方です．現病歴までで質問・コメント等はありますでしょうか？」

上K「onsetはいつだったの？」

研Y「えっと…寝ている間ですかね．」

上K「起きた時に症状を自覚した場合は，寝た時間を最終確認時間として，t-PA適応の判断材料とします．意識障害がある時は，普段と変わらない本人の様子を他の人が最後に確認した時間だね．最終確認時間は大事なので忘れないようにしてください．さて，しびれと言ってたけれど，具体的にはどういったしびれなのかな？」

研Y「正座した後の足のしびれに似てるそうです．触れるとこそばがゆいとのことです．」

上K「なるほど．異常感覚がありそうだね．患者さんは，異常感覚や触覚・温痛覚の感覚鈍麻，運動障害のいずれの場合でも"しびれ"

と表現されることがあります．どういうしびれなのかを患者さんから詳しく聞いてね．また，感覚鈍麻は自覚しにくいので注意深く聞いてください．
症状の time course を教えてもらえますか．」

🔵Y「はい．左顔面のしびれに変化はありませんでした．左上肢のしびれは発症時がピークで，その後 1 時間かけて近位から少しずつ良くなり，受診時には手首から指先にかけてのみのしびれになっていました．」

🔵K「患者さんからきちんと確認はとれていたんだね．症状の time course は脳卒中の病型を鑑別するうえで大事なので，欠かさずプレゼンテーションするようにしよう（図 5-1）．この患者さんは，既往歴と現病歴から考えると，脳卒中の病型は何だと思う？」

🔵Y「え〜と，高血圧があり，症状が軽いのでラクナ梗塞が疑われます．脳塞栓症は，心房細動がないことと，症状の重症度からは考えにくいと思います．」

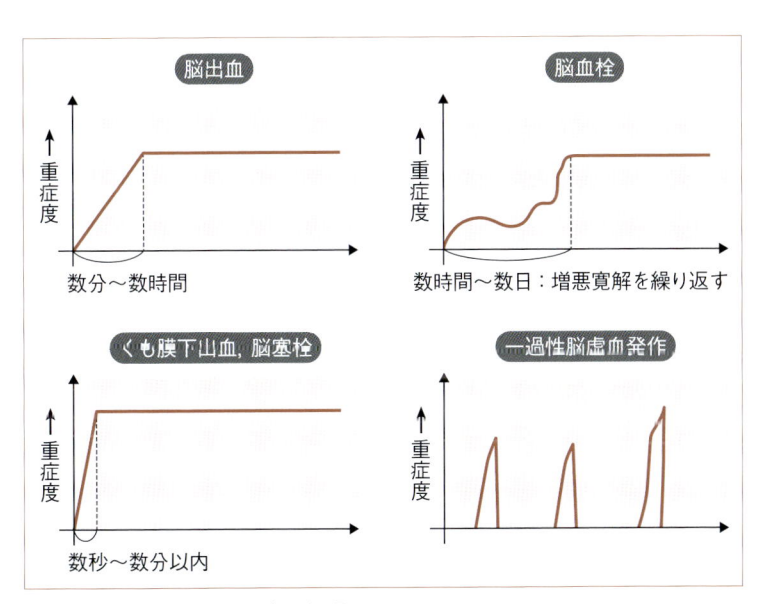

図 5-1　脳血管障害の発症と経過

👨 K「高血圧の有無はいい着眼点だね．ラクナ梗塞と脳内出血は穿通枝の病変で高血圧の合併が多いですね．
脳血栓症は，睡眠中や起床後まもなく起こることが多いというのは知っているかな．一方で塞栓症は日中活動時に起こりやすい．この方は起床時に症状を自覚したので，そこからも脳血栓症が疑われるね．
本症例のように感覚障害のみの場合はラクナ梗塞以外は考えにくいけれど，軽症だからといってラクナ梗塞とは限らないよ．大脳皮質が障害される脳塞栓では症状が失行のみでもおかしくない．逆に内包のラクナ梗塞では片麻痺を起こす場合もある．病型を考えるうえで重症度は必ずしもあてにならないので，最終的には画像で確認することになるね．」

プレゼンのポイント

　症状の time course と随伴症状は脳卒中の病型を考えるうえで大きなヒントになるので，聞き手にわかりやすく伝えよう．脳塞栓症は onset が最も症状が悪く，脳血栓症は増悪軽快を繰り返しやすい．また脳内出血は進行性に増悪していくことが多い．
　頭痛や意識障害，嘔吐は脳梗塞でも認めるが，頭蓋内出血のほうが頻度として多くみられる．

【身体所見】

👩 Y「一般身体所見に異常はありませんでした．」

👨 K「頸動脈の雑音は？」

👩 Y「あっ，診てません．」

K「頸動脈雑音は動脈硬化の指標となるから，この患者さんでは重要な所見だよね．現病歴までの評価から必要な身体所見は何かを考えながら所見をとって，プレゼンできちんと伝えられるようにしようね．」

Y「わかりました．続きまして神経学的所見に移ります．意識はしっかりしていて，眼は大丈夫でした．手・足もよく動いていて，あっ，舌も出せます．感覚は左の顔と左手がビリビリしています．歩行は特に異常を認めませんでした．神経学的所見までは以上です．」

K「ちょっと待ってください．Y先生のプレゼンはまとまりがないので非常にわかりにくいよ．何を診察したのか，何を診察していないのかがわからないし，なにより患者の神経学的所見から患者の様子がこちらに伝わって来ないよ．神経学的所見は系統立てて説明をすると相手にうまく伝わります．例えば，高次機能・脳神経・運動神経・協調運動・歩行・反射・感覚（温痛覚/深部感覚）と順番にプレゼンしていくことで，聞いている側にも伝わりやすく，かつ自分の中でも神経学的所見の整理をすることにもなるからね．
脳神経においても，ⅡからⅫまで正常でしたと言うのではなく，Ⅲ：対光反射：正円同大 3 mm/3 mm＋/＋，眼球運動の異常なしといったようにどこまで診察したのかをプレゼンできるとなおいいね．
そして最後に神経学的所見のまとめを言います．今後も神経学的所見のプレゼンはする機会があるから，また勉強しておいてね．」

Y「はい．わかりました．」

K「ところで motor はどうだったのかな．」

Y「えっと，手足は普通に動いてました．」

K「MMT（manual muscle test）で評価できるといいね．それ

と，歩行も忘れずに．歩き方からは，運動機能や麻痺の左右差など多くの情報を得られるからね．高次脳機能はどうだったかな．」

研Y「意識は清明で，時間・場所・人は言えて，記憶と計算は正常でした．『パ・タ・カ・ラ』は，ちゃんと発音できてました．」

上K「いいね．ところで高次機能は神経学的所見の最初に言おうね．もし，この方が drowsy な人だったら，その他の神経学的所見は信憑性が低くなってしまうからね．

それでは，最後に神経学的所見のまとめと，先生が予想する病変の部位を教えてください．」

研Y「はい．この患者さんの神経学的所見のまとめですが，えっと…左顔面，左手首から指先にかけて異常感覚と触覚・温痛覚の感覚鈍麻があります．左側の感覚障害のみなので，頻度からもかんがみると右視床の病変が疑われます．」

上K「きちんと評価できてるね．NIHSS で評価すると？」

研Y「1 点で 4 点以下なので，ごく軽症にあたります．」

上K「そのとおりです．」

プレゼンのポイント

入院時のプレゼンテーションでは，神経学的所見を系統的にとった後なので，上級医が述べているように，所定の順番に沿って述べるとよい．最後に神経学的所見のまとめとそこから予測される病変の部位を伝えると，聞き手は理解しやすい．

改善例
「<u>右利きの方です</u>．意識は清明で高次脳機能異常なく，構音障害・失行失認もありませんでした．
脳神経ですが，第Ⅱ・Ⅲ・Ⅳ・Ⅵは視野異常なし，PERRL (pupils equal and round, reactive to light) 3 mm，眼裂狭小なし，EOM

(extraocular movements) は full & smooth で眼振なし，第Ⅴは左顔面に異常感覚と触覚・温痛覚の感覚鈍麻あり，正中で境界明瞭．三叉神経領域の異常を認めました．第Ⅶはしわよせ・閉眼・鼻唇溝異常なし，第Ⅷは聴力異常なし，第Ⅸ，Ⅹ，Ⅻはカーテン徴候陰性，口唇音・舌音・咽頭音正常，舌偏位なし，咽頭反射は陽性，第Ⅺは胸鎖乳突筋 5/5，僧帽筋 5/5 でした．pronator drift はなく，上下肢 Barré 徴候陰性です．

Motor ですが，MMT は上腕二頭筋 5/5，上腕三頭筋 5/5，手関節伸展 5/5，手関節屈曲 5/5，三角筋 5/5，腸腰筋 5/5，四頭筋 5/5，ハムストリングス 5/5，前頸骨筋 5/5，握力は右 40 kg，左 35 kg と左右差なく，筋トーヌス減弱・亢進ありません．

（フルに述べる場合はこうなるが，上下肢とも MMT すべて 5/5 でした．としてもよい．）

協調運動ですが，鼻指鼻試験，finger rolling および finger tapping，回内・回外運動は正常でした．

また，歩行は正常で，つぎ足歩行可，Romberg 徴候は陰性でした．

深部反射は，上腕二頭筋・腕橈骨筋・上腕三頭筋・膝蓋腱・アキレス腱は左右差なく正常，Hoffmann・Babinski 反射は陰性でした．

最後に感覚ですが，左手首より遠位部に，全周性の異常感覚と触覚・温痛覚の感覚鈍麻を認めました．

以上をまとめると，左顔面，左手首から遠位部全体に異常感覚と触覚・温痛覚の感覚鈍麻があり，右視床の障害が疑われます．NIHSS[※]では 1 点でごく軽症です．」

> ※ NIHSS（NIH-stroke scale）とは
> 脳卒中の神経学的重症度を評価するためのスケールで国際的に最もよく使用されている．詳細は成書にゆずるが，11 項目からなり，スコアの分布は 0～42 点となる．t-PA 静注適応を決めるうえで必須であるのでスケールの取り方には習熟しておきたい．

【検査所見】

研Y「Hb 16.7 g/dL,Ht 49%,Plt 304,000/μL,WBC 8,500/μL,CRP＜0.2 mg/dL,PT-INR 1.01,APTT 31.9秒.BUN 8.6 mg/dL,Cr 0.7 mg/dL,UA 6.3 mg/dL,Glu 127 mg/dL,TP 7.7 g/dL,Alb 4.3 g/dL,LDH 160 U/L,AST 17 U/L,ALT 25 U/L,T-Bil 0.4 mg/dL,ALP 285 U/L,CK 70 U/L,Na 140 mEq/L,K 4.0 mEq/L,Cl 104 mEq/L,LDL-CHO 133 mg/dL,HDL-CHO 37.0 mg/dL,TG 287 mg/dL,D-Dimer 0.5μL,HbA1c 6.9%.
HbA1c 高値を認めました.」

プレゼンのポイント

　当院のプレゼンテーションでは,基本的な CBC,生化学,電解質データはすべて発表するが,その他は重要な検査結果だけを述べることになっている.ここでどの検査結果をピックアップするかが,プレゼンターとしての腕の見せどころである.脳卒中のプレゼンテーションでは HbA1c など動脈硬化を示唆する検査値は忘れず伝えよう.脳塞栓を疑うなら D-dimer を,t-PA(tissue plasminogen activator)を考慮するのであれば t-PA の禁忌項目※を述べる.

> ※ t-PA の禁忌項目
> 　血糖異常,血小板低下,PT-INR 異常,APTT の延長,重篤な肝障害,膵酵素高値の有無

【画像所見】

研Y「続きまして画像所見です．入院時の胸部単純X線写真に明らかな異常は認めません．頭部CTですが，明らかな出血を疑う所見やearly CT signはありませんでした．頭部MRIでは，拡散強調像で，右視床に直径9 mm大の高信号を認めました．」

上K「MRI所見の解釈は？」

研Y「穿通枝領域に15 mm以下の梗塞を認めるので，右視床のラクナ梗塞と考えられ，身体所見と一致します．」

【初回アセスメント＆プラン】

研Y「初回アセスメント＆プランですが，プロブレムリストとして，＃1左顔面，左手の異常感覚と温痛覚・触覚の感覚鈍麻，＃2糖尿病，＃3高血圧を挙げました．

この方は，一側の顔と上肢の感覚障害のみを示しており，高血圧の既往や症状のtime course，頭部MRI所見から，純粋感覚性のラクナ梗塞と考えました．病変の部位は右視床の梗塞で矛盾はないと思います．

NIHSS 1点で，最終確認時間から9時間以上経っているため，t-PAは適応外と判断しました．

入院当日より補液，アスピリン，エダラボン（ラジカット®）を開始しました．本日，急性期リハビリテーションを開始，頸動脈エコーで血栓の有無を確認し，1〜2週間程経過をみて，異常がなければ退院する予定です．

糖尿病に対しては合併症の評価と栄養指導，内服の調整を行い，高血圧については急性期を過ぎてから血圧140/90 mmHgになるように内服の調整を行っていきます．」

👨 K「脳梗塞の急性期に気をつけるべき合併症は何だと思う？」

👩 Y「ストレスもあり，抗血小板療法を行うので消化管出血に気をつけたいと思います．」

👨 K「そのとおりだね．その他には，深部静脈血栓や肺塞栓，また誤嚥性肺炎などが代表的だね．このあたりの危険性は入院時にしっかり説明しておいたほうがいいね．」

👩 Y「はい，そうします．ありがとうございました．」

プレゼンのポイント

　研修医 Y は各種所見を簡潔にまとめ，予想していた病型と病変部位が画像と合致しているかを述べている．この流れなら，聞き手も無理なくアセスメントを理解できるだろう．

　プランについては，脳卒中は急性期と慢性期とでは治療が異なるため，研修医 Y のようにそれぞれの病期に分けてプランを伝えるとわかりやすい．

　脳卒中の最終的な目標はなによりも ADL の回復である．リハビリテーションや利用可能な社会サービスについてもプランを立てて述べよう．

研修医へオススメの文献コーナー（脳卒中編）

1) Caplan LR：Caplan's STROKE：A clinical approach 4th ed. Saunders, 2009.
   脳卒中の発生メカニズムから，診断や治療の詳細にわたるエビデンスまで，脳卒中のすべてが網羅された大御所による名著．

2) 田崎義昭，斎藤佳雄：ベッドサイドの神経の診かた　改訂17版．南山堂，2010．
   初心者から専門医まで，神経診察のバイブルとなる必携の書．

3）原束篤生，他：脳卒中ビジュアルテキスト　第3版．医学書院，2008．
　　脳卒中の病型や解剖が綺麗なイラストで構成されている．
　　こちらも初学者から専門医までオススメ．

【担当： 安田真織　　上戸　賢】

入門編 症例6 左季肋部痛にて早朝に救急外来を受診した31歳男性　急性膵炎

　本例は腹痛で早朝4時に救急外来を受診し，放射線科のレポートより急性膵炎が疑われた症例である．だからといって「画像で膵炎だったので膵炎です」と翌日のカンファレンスでプレゼンテーションしたのでは厳密には診断できず，上級医からさまざまに突っ込まれてしまうこと必須である．診断基準は満たしているか，重症膵炎なのか？原因はなにか？により対応が変わってくるからである．

　本例では「朝4時，睡眠を害される程の，かつ早朝の外来を待てない程の症状とはどのようなものであったのか」ということにも注目して読んでみよう．

学習のポイント

- ◆ 緊急性を伝える際には「入院してきたシチュエーション」を的確に伝えることが重要である．
- ◆ 自分が直接診ていない場合でも救急外来の来院時の状況はチェックしよう．
- ◆ 痛みを訴える患者では，痛みのOPQRSTを意識しながら系統的に症状をプレゼンする．
- ◆ 患者が病院に定期通院していないと未治療の背景疾患が隠れている可能性があることにも注意しよう．
- ◆ 専門科による画像所見は中立的な立場で読影コメントがつくので，そのままコメントを流用せず，所見の意味を自分なりに理解しておく．
- ◆ 膵炎のように重症度がピンからキリまで幅がある場合には，重症度スコアをしっかりプレゼンする．
- ◆ 膵炎など，診断基準が存在する疾患は基準について習熟しておく．

◆ 膵炎や糖尿病など，生活習慣に関連の深い疾患では，生活習慣の改善への対応についても，アセスメント＆プランで具体的に述べる．

症例紹介〜プレゼンテーションに至るまで

　Fさんは工場でおもちゃの包装を担当している31歳男性．炭酸飲料やお菓子が大好きで，そのため，かなりの肥満体形であった．入院2日前から徐々に腹痛が増悪し，入院当日未明にはさらに悪化して，今までの人生では体験したことのないくらいひどい痛みになったため，朝4時半に当院の救急外来を受診した．

【主訴＆患者背景】

研B「左季肋部痛を主訴に来院し，即日入院となった31歳男性です．患者背景です．ADLは完全自立，母親と二人暮らしです．職業は工場で商品の包装を担当しています．飲酒歴なし，喫煙は1日1箱×10年で，現在も喫煙者です．既往歴には特記事項ありませんが，検診歴で昨年尿糖が指摘されたことがあるとのことです．甘い物や炭酸飲料をよく摂取する嗜好があり，家族歴は父親が糖尿病があります．」

上O「既往がないということだけど，健診は受けていなかったのかな？」

研B「いえ，毎年会社の健診を受けていて，『尿の中に糖が出ている』と言われていたようです．このようなことを言われたのは昨年が初めてだそうです．」

上O「あまり健康的とはいえない生活を送っていそうな方だけど，何か既往を示唆するようなエピソードはなかったの？」

研B「はい，昨春頃から口渇感を自覚していて，それを癒すために炭酸飲料を1日2L程度飲んでいたとのことです．」

上O「なるほど，昨年春にはすでに糖尿病を示唆する症状はでていたようだね．」

> **プレゼンのポイント**
>
> 患者が申告する以前かかったことがある病気や受けた手術だけが既往歴ではないことに注意しよう．研修医Bさんは丁寧な問診で患者が糖尿病であることを示唆する情報を取れていたが，それぞれの情報を関連付けて隠れた既往歴としてプレゼンテーションできていなかったといえる．

病歴聴取のスキルアップ

隠れた既往歴を見つけ出そう！「既往歴はありますか？」「今までかかったご病気は？」といった open question のみで既往歴を聴取しようとすると隠れた既往歴を見逃してしまう．患者さんの「今まで大きい病気にかかったことがないです．」は鵜呑みにはできないからである．単に病院を受診していないだけで，病気が隠れている可能性がある．あるいは，軽度の糖尿病で入院歴がない場合，内服でコントロールできている高血圧など治療後の数値は異常がない場合，もしくは幼少期の結核などあまりに昔のことでとっさには思い出せない場合など，closed に聞かないと患者さんが教えてくれない既往歴もある．重要と思われる既往歴には「糖尿と言われたことはありますか？」といったように closed question も併用するとよい．学生・会社員の患者さんには健診歴も聞く．健診結果について聞くと「そういえば血圧が高いって言われました．」「糖尿の気があるみたいで…」といった答えが返ってくることは少なくない．

【現病歴】

研B「現病歴です．入院2日前の午後から左季肋部痛を自覚していたとのことです．腹痛の性状は殴られたような痛みで，安静時は軽快するが咳をすると悪化したそうです．入院前日は仕事にも行け

ず，ご飯も食べられないくらいに疼痛が増悪し，1日中家で寝ていたとのことですが，入院前日深夜から当日未明にかけて痛みで何度も目が覚めるくらいに症状はひどく，今まで経験したこともないと表現するまでになりました．我慢ができなくなり，救急外来を受診しました．救急外来では画像所見から膵炎が疑われ，治療目的で入院となりました．」

上〇「仕事に行けなくなる，眠れなくなる，といったように ADL の低下をプレゼンしてくれると，痛みの程度がどの程度増悪していったのかわかりやすいね．ところで来院時も痛みは左季肋部だけだったの？　放散痛もなかったの？」

研B「はい，経過を通じて自発痛は局所だけで放散もなかったとのことです．」

研Y「嘔気や嘔吐はなかったの？」

研B「吐いてはいませんでしたが，来院前日からずっと胸はむかついていたそうです．」

プレゼンのポイント

　患者さんが疼痛を訴える時は，「痛みの OPQRST（表6-1）」を意識しながら系統的に問診すると思われるが，プレゼンテーションを行う場合も同様である．研修医Bさんも痛みの発症様式（O），増悪・寛解因子（P），症状の性質・ひどさ（Q），時間経過（T）について経時間的に述べているが，場所・放散の有無（R）と随伴症状（S）について上級医から質問を受けている．腹痛では，放散痛や嘔気や嘔吐の有無は鑑別診断に重要である．

　ただし，常に「OPQRST」すべてをプレゼンテーションする必要はなく，症例に応じて鑑別に重要であると思われる情報を取捨選択して伝える．

表6-1 痛みのOPQRST

O (onset)：発症様式
P (palliative/provocative factor)：増悪・寛解因子
Q (quality/quantity)：症状の性質・ひどさ
R (region/radiation)：場所・放散の有無
S (associated symptom)：随伴症状
T (time course)：時間経過

【身体所見】

研B「身体所見です．身長170 cm，体重100 kg，体温38.8℃，脈拍111 bpm，血圧155/55 mmHg，呼吸数20 cpm，SpO$_2$（室内気）95％です．

心音はⅠ音，Ⅱ音亢進減弱なく，雑音もありません．肺野はclearで呼吸音に雑音を認めず，腹部は平坦・軟ですが，左季肋部に自発痛，筋性防御を認めました．

四肢に出血斑や皮疹は認めませんでした．」

上O「踵落とし試験はした？」

研B「いえ，できていません．臥位でもすごく痛がっていたので立たせるなんてとてもできず…．」

上O「ところで，この患者さんの来院手段は？ 独歩で来たの？ それとも救急車？」

研B「ええと…．私は救急外来で診察していないのでちょっとわかりません．」

上O「その場合は救急外来で実際に診た人に聞くと，患者さんの来院時の重症度がわかることがあるので参考になるよ．」

研Y「はい，私が救急外来当番をしてたので来院時から診ていました．家族の運転する車で来院しましたが，おなかを丸めたような状態で，家族さんに抱きかかえられてなんとか独歩で入ってきた，という状態でした．車から病院までの短い距離ですら，痛くて歩けず

上〇「『おなかに響くので歩けない』というのは広義の踵落とし試験陽性であり，腹膜刺激徴候を示唆するね．重症の患者さんは一度ベッドに横になってもらうと再度起き上がってもらうのは患者さんの負担が大きくなり困難である場合が多いので，こういった来院時のエピソードに注目するとより多くの情報が得られるよ．」

> **プレゼンのポイント**
>
> 自分が直接診ていない場合でも救急外来の来院時の状況はチェックすべきである．
>
> 点滴治療や鎮痛剤などの医療処置の修飾がかかっていない状態である来院時の所見が語るところは多く，本例であれば踵落とし試験をしなくても，歩き方で症状の重症度が察せられ，腹膜刺激徴候のチェックになった，というようなことがあるからである．

【検査所見】

研B:「検査所見です．Hb 15.5 g/dL，Plt_D 122,000/μL，WBC 17,000/μL，CRP 24.3 mg/dL，BUN 5.8 mg/dL，Cr 0.6 mg/dL，Glu 359 mg/dL，T-Chol 415 mg/dL，LDL-CHO 63.7 mg/dL，HDL-CHO 19.9 mg/dL，TG 2,994 mg/dL，TP 7.7 g/dL，Alb 3.3 g/dL，LDH 688 U/L，AST 55 U/L，ALT 34 U/L，T-Bil 1.2 mg/dL，ALP 245 U/L，AMY 22 U/L（P-AMY 50%），Lipase 34 U/L，Na 124 mEq/L，K 5.2 mEq/L，Cl 91 mEq/L，Ca 8.1 g/dL，eGFR 126.6 mL/min で，PT-INR 1.11，APTT 29.1 sec，FDP 1.4 μg/mL です．
室内気での血液ガス所見では，pH 7.460，PCO_2 30.8 mmHg，PO_2 73.9 mmHg，BE-1.3 mEq/L，HCO_3^- 21.4 mEq/L，AG 13 mEq/L です．」

👨‍⚕️ 上O 「DIC の合併についてはどうかな.」

👩‍⚕️ 研B 「急性期 DIC スコアは 1 点で,今のところは大丈夫なようです.」

👨‍⚕️ 上O 「この方は糖尿病を指摘されたことがあるという話だけど,採血で糖尿病の評価はしたかな?」

👩‍⚕️ 研B 「はい,HbA1c は 10.4％で,来院時血糖はストレス下なので評価困難ですが,糖尿病は確定的と考えます.状態が落ち着けば C-ペプチド値や血中インスリン値,7 回血糖値測定など精査を行う予定です.」

プレゼンのポイント

今回の症例は左季肋部痛があり,救急外来での画像所見からは膵炎を疑っている状況である.だからといって膵炎だから膵酵素・肝酵素など「おなか周り」の検査データしかプレゼンテーションできないようではだめである.血液検査で膵酵素の値を述べなければならないのは当然であるが,その他にも触れておかねばならない検査データがある.

ひとつは膵炎の重症度判定に必要なデータである.例えば急性膵炎の重症度の判定基準である Ranson スコアの評価項目である血糖値や肝酵素についてのデータや,膵炎には DIC を合併するリスクがあるのでフィブリノゲン等の凝固・線溶系についてのデータである.

もうひとつは膵炎の key となる既往を示唆するようなデータである.まず,胆石,アルコールの多飲や脂質異常症は膵炎のリスクファクターであるので,肝酵素やコレステロール値には触れておく必要がある.また膵炎患者の一部では食生活等の生活習慣の乱れが予想されるので,糖尿病の有無などについても把握しているのが理想である.

【画像所見】

研B「腹部造影 CT です．膵体尾部の腫大，周囲の脂肪織濃度上昇を認めています．膵体尾部に一部膵実質の造影不良域を認めますが，膵全体の 1/3 以下だと思われます．液貯留を左前腎傍腔に認めますが，結腸膜根部には達していないと思われます．胆石，総胆管結石は画像上認めません．」

上○「胆石の有無など，膵周囲以外のところも疾患背景にかかわることをきちんと読んでるね．たしかに画像からの診断は膵炎と言えそうだね．ところで画像での重症度判定はしたかな？」

研B「はい，画像における膵炎の重症度は Grade 1 です．」

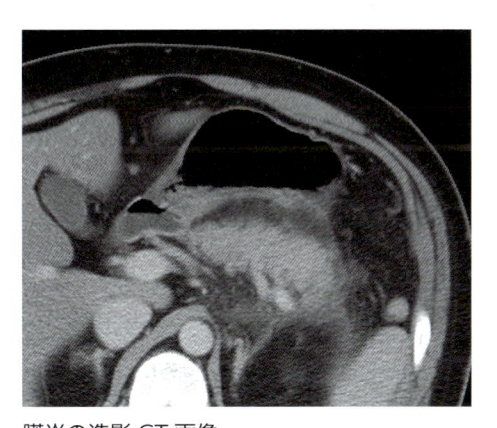

膵炎の造影 CT 画像

プレゼンのポイント

　画像所見について専門医がつけた所見だから，そのまま使えばいいや…とプレゼンテーションでそのまま述べてる研修医もいる．これは厳しい言い方をすれば怠慢であるし，その場はしのげても身にならず成長しない．所見を自分なりに理解できれば自信にもなるしよりスムーズにプレゼンテーションできる．当院の放射線科医が常

表 6-2　膵炎の造影 CT Grade（急性膵炎診療ガイドライン 2010〔第 3 版〕）[1]

発症後 48 時間以内に炎症の膵外進展度と膵造影不良域の範囲で判断する．
膵外進展度：前腎傍腔までなら 0 点，結腸間膜根部までなら 1 点，腎下極以遠なら 2 点
膵造影不良域：膵頭部/膵体部/膵尾部の 3 つに分けて造影不良域が各区域に限局もしくは膵周囲のみなら 0 点，2 つの区域にかかっていれば 1 点，2 つの区域全体を占めれば 3 点
　　　　　　点数を合計して Grade 1：1 点以下，Grade 2：2 点，Grade 3：3 点以上

表 6-3　急性膵炎の診断基準（急性膵炎診療ガイドライン 2010〔第 3 版〕）[1]

① 上腹部の急性腹痛発作と圧痛
② 血中または尿中の膵酵素上昇
③ CT・MRI・超音波での急性膵炎に伴う異常所見
上記 3 項目中 2 項目以上を満たし，かつ他の膵疾患および急性腹症を除外したものを急性膵炎とする．ただし慢性膵炎の急性発症は急性膵炎に含める．

表 6-4　膵炎重症度判定基準（厚生労働省難治性膵疾患に関する調査研究班，2008 年）

1. BE≦−3 mEq/L またはショック　◎
2. PaO_2≦60 mg/dL（室内気），または呼吸不全
3. BUN≧40 mg/dL（または Cr≧2.0 mg/dL）または乏尿
4. LDH≧基準値上限の 2 倍　◎
5. 血小板数≦10 万/mm^3
6. 総 Ca 値≦7.5 mg/dL
7. CRP≧15 mg/dL　◎
8. SIRDS 診断基準における陽性項目数≧3　◎
9. 年齢≧70 歳
　予後因子は各 1 点．
　予後因子 3 点以上または造影 CT Grade 2 以上を重症と判定する．
　◎＝本症例で満たしたもの

に指摘する事柄を紹介しよう．「画像でわかることは限度がある．その時重要になるのが身体所見などと合わせたときの臨床判断である」．

　重症度分類（表 6-2）に沿った形で画像所見のプレゼンテーションをしよう．

　今回の場合は「膵体尾部の腫大，周囲の脂肪織濃度上昇を認めて

いる」ことでまず膵炎であることを伝える．そのうえで重症度判定に基づいて，造影不良域とその範囲を述べる．そして炎症の波及範囲として液貯留の部位を述べることで重症度がフロアーに伝わる．また，胆石・総胆管結石に触れることで膵炎の原因も言及するようにしている．

【初回アセスメント＆プラン】

研B「初回アセスメント＆プランです．プロブレムリストとして，＃1 腹膜刺激徴候を伴う腹痛，＃2 腹部 CT での膵炎症像，＃3 脂質異常症，＃4 未治療の 2 型糖尿病，を挙げました．

プロブレム＃1, 2 に関してですが，Ranson スコア診断（表 6-3）の基準 3 項目中，症状と画像所見の 2 項目を満たすため急性膵炎と診断しました．重症度は厚生労働省の重症度スコア（表 6-4）3 点と重症となります．原因としては，疫学的に多いアルコールは摂取歴がなく，少なくとも CT 上は胆石を認めませんでした．一方で TG 値がかなり高く，今回のエピソードの原因は高トリグリセリド血症ではないかと考えられます．

治療としましては，絶飲食のうえ，大量輸液を開始しています．カルバペネム系による抗生剤，それに FOY®（タンパク分解酵素阻害薬）投与で経過観察します．疼痛は現在のところ NSAIDs 坐薬で経過観察しています．

なお，今回の原因であると思われる脂質異常症のコントロールにつきましては，食事指導や運動療法といった生活指導を行い，スタチン剤の導入を検討します．

また，糖尿病が今回の入院を契機に疑わしい状況ですが，急性期はスライディングスケールを使用したインスリン注射で対応し，食事再開後に C ペプチドや血中インスリン値，7 回血糖測定を行い，インスリン分泌量の妥当性を評価します．生活指導から開始し，状況によってはさらなる医療介入を考慮します．

なお，重症症例のため今朝までの経過ですが，発熱・頻脈は継続していますが，それ以外のバイタルサインは安定しています．疼痛に関しては座薬で改善したものの，いぜんとして 4/10 程度残存しており，オピオイドの使用も検討しているところです．初回アセスメント＆プランは以上です．」

上O「膵炎なのに膵酵素が全く上がってないのは不自然な印象がするね．診断基準は満たしているけれども．」

研B「はい，私もそう考えて放射線科の先生に直接聞いたのですが，画像的には膵炎以外ありえないとのことでした．」

上S「膵炎の原因が高トリグリセリド血症である場合，膵酵素が上昇しないことがあるそうだよ．」[2]

研B「そうなんですか．」

上O「そうなんですね．上昇したトリグリセリドがアミラーゼアッセイを阻害してしまうことによるとの報告があります．それと，この方の膵炎の発症には乱れた生活習慣が大きく影響していそうだね．この入院の機会を生かして，生活習慣を改善することが膵炎の予防だけでなく心血管系リスクを下げ，長期予後を良くすることにつながるだろうから，そちらもしっかりするようにね．」

研B「はい，先ほど言いましたように入院中に内分泌内科（糖尿病内科）に相談し内服の調整やインスリン療法の導入など，必要であれば糖尿病の治療を行うことはもちろんですが，内分泌内科（糖尿病内科）の先生と相談して糖尿病教育コース入院の適応についても検討したいと思っています．」

プレゼンのポイント

本症例は画像で急性膵炎であることは明白であったのだが，それだけでは厳密には診断できない．膵炎の診断基準は満たしているか，重症膵炎なのか？　原因はなにか（本例であれば脂質異常症な

ど）によりするべき対応が変わってくるからである．研修医 B さんは治療内容についてのみならず，その根拠となる診断基準や重症度分類を把握したうえでアセスメント＆プランについて述べている．
　また，膵炎を起こした背景である生活習慣についての対応も具体的にプレゼンテーションで言及するとよい．生活習慣改善の足がかりをつけることは膵炎の再発予防はもちろんのこと，心血管系イベントの予防にもつながり，患者さんの予後改善効果は明らかになっており，いわゆる生活習慣病を予防・治療してこそ総合内科医といえるのであろう．

<参考文献>
1) 急性膵炎診療ガイドライン 2010 改訂出版委員会（編）：急性膵炎診療ガイドライン 2010，第 3 版．金原出版，2009．
2) Forsmark CE, et al：AGA Institute technical review on acute pancreatitis. Gastroenterology　132：2022-2024，2007．

【担当： 板東由加里　　吉川貴章】

クリニカルパール

「糖尿病は患者さんが治療する病気です」

　糖尿病はむしろ医者よりも患者さんが主体となって治療する疾患です．
　食事療法，運動療法はもちろんだけど，経口薬もインスリンもただ処方したところで患者さんが納得できてないと長続きしません．
　そもそも糖尿病は自分が困って受診するというより医療者から「あなたは病気です」というレッテルを貼られて通院しているので簡単に納得できないのが普通です．病気のことをいかにわかってもらうか，それが医者の仕事なんです．

石井　均（副院長，内分泌内科　前部長）

入門編 症例 7
多発関節痛を主訴に来院した 21 歳女性
（全身性エリテマトーデス初発例）

　当院では総合内科が膠原病診療をカバーしているため，多発関節痛を主訴に入院するケースもしばしば経験される．この場合に大事なことは，関節痛の状況（腫れの有無，疼痛関節部位・個数，有病期間など）を的確に把握することと，膠原病に関連する review of systems を的確に問診することである．さて，実際のケースをみてみよう．

学習のポイント

- ◆ そもそも本当に膠原病なのか？　感染症，悪性腫瘍など，他疾患の除外ができていることをアピールする．
- ◆ 膠原病というだけでは考えている疾患の範囲が広すぎる．具体的な病名を鑑別に挙げる．
- ◆ 関節痛を評価する場合は
  - ・腫れを伴うのか？
  - ・どの関節が何個痛い／腫れるのか
  - ・いつからなのか（acute？subacute？chronic？）

  を必ず把握する．
- ◆ 膠原病は他の膠原病がオーバーラップすることが珍しくない．他の疾患も合併していないかアピールする．
- ◆ 患者さんの社会状況にも常に気を配る．

症例紹介～プレゼンテーションに至るまで

　Nさんはスポーツ推薦で大学に入学した21歳女性．就職に向けて柔道部も引退し，無事地元での就職も決定した．しかし，就職活動の交通費がかさんで生活費に困っていたこと，また十

分に講義に出られなかったことから，4回生になっても学業とアルバイトで忙しいキャンパスライフを送っていた．
3週間程前から徐々にさまざまな関節が痛くなってきた．生活もままならなくなったため，総合内科を受診した．1週間後再診となった際に症状が改善していなかったため，なんとか入院を説得したところである．

【主訴＆患者背景】

研Y「多発関節痛を主訴に当院外来受診し，症状が遷延するため緊急入院となった21歳女性です．
患者背景ですが，ADLは完全自立，大学進学を機に天理へ転居し独居です．飲酒歴なし，喫煙歴なしです．既往歴は3年前に左膝十字靱帯断裂で手術歴があり，昨年まで活動していた柔道での外傷とのことです．内服薬は特にありません．家族歴は母に強皮症があります．アレルギー歴ですが，手術部位と対側の右膝にMRSA膝関節炎になったことがあり，その際に使われた抗菌薬で皮疹が出たとのことですが，薬剤名はわかりません．」

プレゼンのポイント

既往歴，家族歴，アレルギー歴に膠原病と関連するものがないかコンパクトにまとめる．

【現病歴】

研Y「現病歴です．3週間程度前から全身倦怠感，全身の関節痛が出現しました．特に両股関節，両膝関節，手指が痛く，アルバイトや日常生活に支障をきたすようになりました．また，朝のこわばり

も出現するようになりました.

入院1週間前に総合内科外来受診した際,血液検査と血液培養を採取しました.1週間後再診となりましたが症状は改善しておらず,精査加療目的で入院となりました.

倦怠感・発熱は波があって,倦怠感が強くなるときは37℃台で,症状がなければ36℃台になるとのことです.その他,日光曝露・口内炎・顔面が赤くなったことは記憶にないとのことです.レイノー現象や筋痛はなく,筋力低下は関節痛のため明らかではないですが自覚はないとのことです.爪の変化や脱毛もありません.そのほか感染を示唆するような上下気道症状,腹部症状,泌尿器症状,寒気はありません.sick contact はありません.

日常生活に関しては,学校へはなんとか通えていますが,飲食店での接客業のアルバイトは3週間前から休んでいます.学校の単位のこともあり,本人は長期間の入院には拒否的です.」

司会I「ADL完全自立,既往歴に特記することのない21歳女性が,3週間前から増悪・軽快を繰り返す関節痛・発熱・全身倦怠感があり緊急入院となりました.現病歴までで質問・コメント等はありますか?」

上S「患者背景ですが,膝の手術の時期とは別にMRSA関節炎になったのかな? それとも膝の手術の治療中に感染を起こしたのかな? そこは聞いてみた?」

研Y「はい.同じ入院ではなく,足も反対側だったそうです.何年前か聞いていないので確認しておきます.」

上S「そうだね.時間が経っていて今の膝の痛みとは関係ないかもしれないけど,関連があるとしたら一度菌が血液中を回ったことになるから菌がどこかに潜んでいる状態かもしれない.関連がないとしたらどこでMRSAをもらったのかが気になる.前の病院に問い合わせてもらえる?」

研Y「わかりました.」

表 7-1　膠原病で確認すべき review of system

1）全身の徴候
　　発熱
　　倦怠感
2）四肢末梢の徴候
　　関節痛・関節腫脹
　　朝のこわばり
　　筋痛
　　筋力低下
　　感覚異常
3）皮膚の徴候
　　皮疹（rash/purpura/acne/livedo/sclerosis）
　　光線過敏
　　レイノー現象
　　手指の肥厚
　　脱毛
4）臓器別の徴候
　　頭痛
　　顎跛行
　　結膜の乾燥
　　口内炎（有痛性・無痛性）
　　唾液不足
　　心窩部痛・食物通過障害
　　胸痛（呼気性）
　　息苦しさ
　　膀胱炎・腸炎（排尿・排便習慣の変化，腹痛）
　　陰部潰瘍
5）精神的徴候
　　精神的な不安定さ
　　心理的ストレス
　　痙攣

上S「病歴の流れはすっきりとまとめられていて，わかりやすくなっているのはいいね．また，膠原病の review of system（表 7-1）もできてるね．ただ，病歴の説明が簡潔にまとまりすぎていて，関節は具体的にどこが痛いのか，あるいは変動はどのくらいあるのか，日常生活にどの程度の影響があるのかがわかりづらくなってるね．」

指H「補足しますと，関節痛としては両側の股関節・膝関節・手指全体が主に辛いということでしたが，その他に頸・肩・肘・手関節・足関節も痛くなることがあります．常に特定の関節が痛いわけでもなく，左右差も自覚はないです．日内変動があり午前中は特に痛く，

昼から改善してきます．日較差もあり，良くならないときはペットボトルを開けられなかったり，自転車のグリップを握れず歩いて学校に行かなければならないときがあります．逆に言うとなんとか学校に行けています．」

上S「なるほど．Y君，関節は大関節優位か小関節優位かで考える疾患が変わってくるね．また，左右差があるかも鑑別には重要なので忘れずに述べないとね．そしてその症状が日常生活にどのくらい影響しているかについても具体的に伝わるようにプレゼンしようね．症状の推移はどうかな？」

研Y「日に日に痛みが強くなっているわけではなく，数日で完成し，そこからは波があるだけです．」

上S「レイノー現象についてはどういうふうに聞きましたか？」

研Y「『冷たいところで手が冷たくなったり痛くなったりしませんか』と聞きましたが…．」

上S「夏場だと患者さんはピンと来ないかもしれないでしょ．実際の生活に即した聞き方としては，自炊やアルバイトで冷水を使った時に白くなったり，冷たくなったりしないか，と聞くとうまく聞き出せるよ．また，白く変色する前にはチアノーゼが出ることがあるので，紫紅色に変化するんだ．白色だけでなく，紫紅色に変化したかも確認しようね．教科書に載っているレイノー症状の写真を患者さんに見てもらったり，また変色したことがあればその時に携帯のカメラなんかで記録にしてもらうことも有効だね．」

プレゼンのポイント

　本症例は亜急性に進行する多発関節痛であり第1鑑別診断は関節リウマチ，SLEなどの膠原病である．膠原病治療にはステロイドが使用されるケースが多いので，ステロイド治療で増悪する大きな疾患分野である「感染症」との鑑別を常に意識しなければならない．

プレゼンテーションでも同様で，感染症の可能性を吟味していることをフロアーに伝え，鑑別に必要な情報を聴衆に提供する．

　現病歴のプレゼンテーションの流れ自体は「全体の流れがわかるように端的に述べる→細かい症状の推移・程度を述べる→メインではない陽性症状・陰性症状を述べる」の順にプレゼンテーションしていくとわかりやすい．

【身体所見】

研Y「身体所見です．バイタルですが，体温 37.6℃，血圧 112/64，脈拍 76，呼吸数 16，SpO_2 98%（室内気）です．
appearance は not so ill，意識は清明，眼瞼結膜は貧血なし，眼球結膜に黄染なし．口腔内に発赤は認めず，湿潤，口腔内潰瘍は認めませんでした．
頸部は甲状腺腫大触知せず，頸動脈雑音聴取せず，リンパ節腫脹ありません．
肺野はクリアーで，呼吸音に雑音を認めず，心音はⅠ音，Ⅱ音正常，Ⅲ音，Ⅳ音を聴取しません．腹部は平坦・軟，腫瘤，圧痛を認めず，腸音は正常です．CVA 叩打痛は認めず，肝脾腫もありません，四肢に浮腫は認めません．
その他の所見ですが，両側頬部紅斑を認めますが鼻根部にはかかりません．両指は全体的にソーセージ様で皮膚はつかみづらいです．
続いて関節所見に移りますが，腫脹しているのが両手関節，両膝関節，両足関節，運動痛があるのが両肘関節，圧痛があるのが両肘関節，両膝関節，右手は母指の IP・MCP 関節，示指～小指の PIP 関節，示指・小指の MP 関節，左手は母指の IP・MCP 関節，示指～小指の PIP 関節，示指～環指の MP 関節です．DIP 関節には異常を認めませんでした．筋の把握痛はありません．以上です．」

圧痛関節　　　　　　　腫脹関節
　　　　　　　　　　　手指は全体的に腫脹

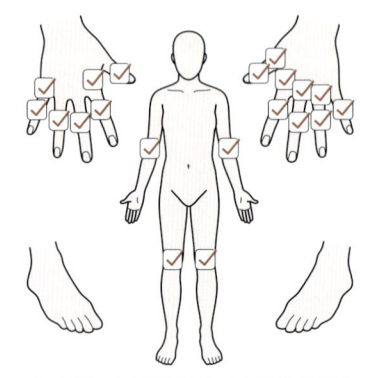

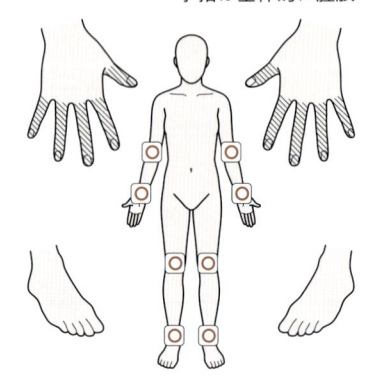

本症例の圧痛関節数と腫脹関節数

司会I「身体所見までで質問・コメント等ありますでしょうか？」

上S「関節に可動域制限はありましたか？」

研Y「関節に他動的・自動的にも可動域制限はありませんでした．痛そうでしたが．」

プレゼンのポイント

　関節炎の身体所見で重要なのは，腫脹関節や圧痛関節の分布を大まかに伝えることである．
・大関節（肩，膝，股関節など）優位なのか小関節（手指や足趾など）優位なのか．
・左右対称性なのか，どちらかに偏っているのか，が伝わるように工夫をしたい．「どこの関節に異常があるのか」自分の関節を指さしながらプレゼンするとよりわかりやすい．
　また可動域制限は関節炎では高率に伴ってくるので併せて述べるようにしたい．

【検査所見】

研Y「血液検査です．Hb 11.9 g/dL, Ht 36.8%, Plt 260,000/μL, WBC 3,800/μL（分画異常なし），CRP 1.7 mg/dL, BUN 10.4 mg/dL, Cr 0.5 mg/dL, Glu 95 mg/dL, T-Chol 149 mg/dL, TP 7.0 g/dL, Alb 3.5 g/dL, LDH 181 U/L, AST 16 U/L, ALT 9 U/L, T-Bil 1.0 mg/dL, γ-GTP 10 U/L, ALP 167 U/L, Na 139 mEq/L, K 4.1 mEq/L, Cl 104 mEq/L で，また CH50 29.4 U/mL, C3 83.9 mg/dL, C4 22.2 mg/dL, と補体は低下していません．血沈 60 分値 24 mL, ferritin 65 ng/mL です．

なお，1週間前に採取された血液検査ですが，PCT 陰性，RF 8.6 U/mL, MMP-3 440.5 ng/mL, 抗核抗体 2,560 倍以上斑紋型 (Speckled pattern), 抗 ds-DNA 抗体 25 U/mL, MPO-ANCA 陰性，PR3-ANCA 陰性です．

尿検査ですが，比重 1.022, 麦わら色の混濁なし，pH5.5 定性・沈渣に有意な所見はありませんでした．1週間前に外来で施行された血液培養 2 セットに関しても現在まで陰性のままです．」

上S「結果待ちの抗体は？」

研Y「抗 U1-RNP 抗体，抗 Sm 抗体，抗 Jo-1 抗体は測定中です．具体的な値はまだですが，抗 U1-RNP 抗体は強陽性と聞いています．」

プレゼンのポイント

　経過の中で精査された重要なデータは，入院前にチェックされたものも必ず発表の中に含めてプレゼンテーションする．本症例で重要な検査所見は，膠原病に関するデータと感染症の可能性を吟味しているデータである．

【画像所見】

研Y「画像所見です．胸部単純 X 線ですが骨・軟部陰影に異常は認めません．
CTR は 40％で C-P angle は両側 sharp，縦隔・大動脈・心陰影に異常はありません．気管・気管支に偏位なく，肺野も clear でした．前回受診時に手・膝・股関節の X 線を撮っていますが，関節破壊・びらんはありませんでした．」

プレゼンのポイント

　胸部単純 X 線では，間質性肺炎を疑わせる陰影がないかに注意する．
　関節の X 線では，関節破壊，びらん，軟骨の骨化，異所性石灰化などに注意している点をアピールする．

【初回アセスメント＆プラン】

研Y「プロブレムリストとして，♯1 に 3 週間続く多発関節痛，♯2 発熱，♯3 全身倦怠感，♯4 頬部紅斑，♯5 採血での自己抗体陽性，を挙げます．
上記プロブレムを同時に扱いますが，まず大きく考えると感染症ないし膠原病ということになります．その中で鑑別の 1 位は SLE（全身性エリテマトーデス）です．若年女性であることや身体所見・血液検査からは頬部紅斑・2 領域以上の関節痛・抗 dsDNA 抗体・抗核抗体陽性・白血球減少の 5 項目を満たすことになります．重症度ですが，SLE の activity は SLE-DAI (SLE Disease Activity Index) で評価すると 9 点，中枢神経・腎臓に臓器障害はなく緊急性・重症度は低いと考えています．なお，感染症に関してですが，3 週間と経過が長いこと，血液培養が陰性であったことから，少なくとも細

菌性は否定的と考えています．
治療としては上記重症度評価に加えて，学業の問題から長期の入院が難しいといった点から本日より少量ステロイドを開始する予定です．発表は以上です．」

司会I「全体を通じまして質問，コメント等ありますでしょうか？」

上S「なるほど．確かにプレゼンからはSLEと診断してよさそうだね．現在の重症度も評価できていて，焦る状況ではないこともわかりました．SLEはあるとして，他の膠原病とのオーバーラップは考えられない？」

研Y「すみません．SLEの診断基準を満たしたので他は考えませんでした．」

上S「抗U1-RNP抗体が陽性だったら，MCTD（混合性結合組織病）の可能性も挙げられるね．正確にいうとMCTDだけど発症初期で診断基準は満たさず，SLEの側面が臨床症状に表れている状態ということになる．」

研Y「なるほど．確かに筋炎症状や強皮症症状はないですけど，将来的にはMCTDと診断される可能性がありますね．」

上S「そう．膠原病はいくつかの病名にまたがる，オーバーラップする患者がいるので，一つの病名がついたからといって安心してはいけないよ．他に朝のこわばりや関節腫脹を一部認めているので，早期RAの基準も満たさないかチェックしておいてね．」

上S「それから，感染症とアバウトに表現してたけど，それこそ星の数ほど菌やウイルスがいるよね．今回の経過で疑わしい感染症を具体的に挙げられるといいね．現病歴ではsick contactなしということだったけど，どのようなsick contactが"なかった"のか，正確に問診したかな？ 具体的には小児との接触は？」

研Y「そこまで詳しくは…」

上S「患者さんから情報を集めるときには，なるべく特異性の高い

情報を集めたほうがいい．患者さんに『病気の人との接触はありますか？』と聞いても，普段意識していなければなかなか気づけないこともあるからね．今回の場合は小児との接触を特異的に聞きましょう.」

研Y「確認しておきます.」

上S「感染症としては紅斑や関節痛もあるから，ヒトパルボウイルスB19感染症も鑑別に挙がるね．だから小児のsick contactがなかったかは確実に問診しておく必要があります．もし疑わしければヒトパルボウイルスB19 IgM抗体の測定を勘案してもいいと思う．あと，やはり既往のMRSA関節炎が気になるので，場合によっては整形外科に相談して穿刺してもらったほうがいいかもしれないね．多忙で安定した学生であるという患者背景から，できるだけ短期の入院ですむといいよね.」

プレゼンのポイント

　　本症例は初発のSLE患者であったが，単にSLEと言い切れない，抗U1-RNP抗体陽性という非典型的な所見があった．しかしプレゼンターの研修医Y君はSLEの診断基準を満たしたことで頭が思考

表7-2　膠原病の重症度評価法の例

1）全身性エリテマトーデス
　・SLE-DAI（Systemic Lupus Erythematosus Disease Activity Index）
　・BILAG（British Isles Lupus Assessment Group Index）など.
2）関節リウマチ
　・DAS（Disease Activity Score）-28
　・SDAI（Simplified Disease Activity Index）
　・CDAI（Clinical Disease Activity Index）
3）強皮症
　・TSS（Total Skin thickness Score）
4）全身性血管炎
　・BVAS（Birmingham Vasculitis Activity Score）

停止に陥っていたようである．膠原病はいくつかの疾患群同士がオーバーラップしやすい．そのため，1つの疾患群では説明できない非典型的な所見があれば，他疾患を合併しているのかどうかをはっきりとプレゼンテーションでも伝える必要がある．

各膠原病の重症度評価は，それぞれの病態により評価法が決まっているため，診断したら必ず重症度を評価するクセをつけよう（表7-2）．

膠原病の治療に関しては「感染を否定→ステロイド投与」といった流れになることが多いので，プレゼンテーションのポイントとしては感染症のうち疑わしいものは何なのか，またどのくらい否定できているのかをアピールする．感染症といっても広すぎるので，何の感染症なのかを具体的に表現できるとよい．患者背景・focus signといった感染症の3角形がここでも活用される．感染症は炎症反応だけでは否定はできないので，検査・培養所見を述べることとなる．

最後に，正しい治療も患者にどう使用していくかで，臨床医としての応用力が試される．いわゆるNBMという観点から，もともとのADL，家族，仕事，学業，趣味などに配慮していることもプレゼンテーションでは付け足してもいいだろう．

（この患者さんは少量ステロイドで症状軽快し，1週間しないうちに退院できた．なお，膝のMRSA感染症は手術とは関連がなく，柔道というコンタクトスポーツをしていたことと，柔道部のときは寮生活していたことを背景にしたCA-MRSA感染であったと考えられた．）

【担当： 吉川貴章　佐田竜一】

クリニカルパール

除外診断の王様，膠原病：分類基準と診断基準

多くの膠原病は，「診断基準」ではなく「分類基準」を用います．最も有名な膠原病である関節リウマチや全身性エリテマトーデスは2010年代に分類基準が改定されましたが，医療が発達した現代においても，これらの基準は「分類基準」のままです．「分類基準」とは，症例を研究のために標準的なカテゴリーに分類して観察するための基準であるので，その中に診断が妥当でないものが含まれる可能性も十分あり得るのです．

膠原病が起こす関節痛，筋肉痛，発熱，皮疹，頭痛などは，どれも非特異的な症状ですので，感染症や悪性腫瘍，薬剤の副作用などでも起こる可能性があります．しかも，採血でわかる各種抗体は，それ1つのみで診断・除外診断することができないものばかりです．

膠原病と診断するには，
1）常に鑑別診断/除外診断を尽くす
2）治療してからも，治療前に想起していた鑑別診断を頭の隅に残しながら治療する

これらのことを忘れないことが肝心です．

佐田竜一（総合診療教育部　医員）

第3章

ショート
プレゼンテーション編

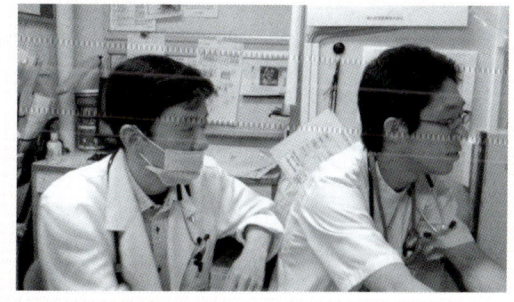

「先生はどう思いますか？」

● **ショートプレゼンテーションが行われるとき**

　ショートプレゼンテーションは救急外来での緊急入院のコンサルトや，病棟で上級医にコンサルトする場合などに行われる．このような場合，お互い忙しく悠長に15分のフルプレゼンを聞いている余裕はない．要点をまとめ，相手にやってほしいことを端的に伝える必要がある．ショートプレゼンテーションは3分以内，2文程度で要点をまとめられるようになりたい．

● **コンサルト先の専門科サイドからよく聞かれる苦情**

　経験が浅いうちは，上述の「要点をまとめ，相手にやってほしいことを端的に伝える」ということができないことが多い．
　研修医からのコンサルトについて，専門科サイドからよく聞かれる苦情は「何をしてほしいのかわからない」「マネージに必要な情報，検査が不足している」「とにかく丸投げのような態度」のようなものである．逆に言えば「必要な情報をそろえ」「何をしてほしいのかはっきりした」プレゼンをし，丁寧な態度でコンサルトをすれば良いのであるが，経験がないと，必要な情報が何であるのかわからなかったり，見るからに重症な症例が来るとパニックに陥り「早く専門医になんとかしてほしい」という心境になって鑑別に必要な情報も集めずにコンサルトしてしまったり，あるいはいざ救急の場面で電話を握ってみると，何からどのように話していいのか，プレゼンの仕方すらわからなくなってしまったりするものである．

● **ショートプレゼンテーションのテンプレートを覚えよう！**

　そこでまずはショートプレゼンテーションのテンプレートを紹介したい．このテンプレートは「必要な情報」と「何をしてほしいか」が盛り込まれる形になっている．筆者はこのテンプレートに言葉を

はめてプレゼンテーションするようにしている．

文型　「XXX という背景の患者さんが XX（症状）で来院されました．XX（採血や画像）の所見から XXX を疑っており XXX（緊急手術や内視鏡，入院など）が必要と考えています」．

　下線部①では患者の背景として年齢，性別は必須の情報である．既往歴については，疑っている鑑別疾患に関連する情報だけを述べ，不要なものはあえてカットする．

　下線部②では客観的情報（身体所見，検査所見，画像所見）を鑑別に必要な陽性・陰性所見の情報にしぼって伝え，アセスメントとして疑っている疾患を，プランとして鑑別に応じて何をするべきと考えているか，あるいはコンサルト先に何をしてほしいかを明確に述べる．

例　肺気腫，間質性肺炎で通院中の 78 歳男性の方が突然発症の右胸痛で来られています．胸部 Xp では明らかな右気胸を認め，緊急入院および胸腔ドレナージが必要と考えています．SpO_2 は nasal 2 L で 95%，縦隔の偏位や血圧低下はなく緊張性気胸ではないと思われます．

　上記のテンプレートは，コンサルテーションの最初のやりとりである．このあとに，上級医や専門医とのやりとり（問答）が続く．

●コンサルト実例をみてみよう

　しかし，このテンプレートにはめる「必要な情報」「何をしてほしいか」については，かなり専門的な知識に基づく内容であることもあり，最初は簡単にはめられないかもしれない．コンサルトされる側は常識だと思っていてもコンサルトする側は「そんなの知らないよ」ということもしばしばある．そのため本章では，代表的なシチュエーションのコンサルト 5 実例を掲載したので参考にしてほしい．

ショートプレゼン編 症例8　救急外来で上級医へのコンサルテーション①
ろれつ困難と右上肢麻痺を主訴に来院した83歳男性

まずは救急外来で上級医にコンサルトする場面を見てみよう．当院では初期研修医は入職から2か月半程度の間，救急外来では当直シニアレジデントとマンツーマンで行動する．まずは研修医が病歴を聞き，診察を行うのだが，その後必ずシニアレジデントへコンサルトすることを義務化している．入職間もない研修医のプレゼンを通して，まずはプレゼンテーションの型について練習してみよう．

症例紹介〜プレゼンテーションに至るまで

ある5月の救急外来，研修医Ｉにとっては3度目の夜当直にあたる．救急外来という場には少しずつ慣れてきたもののまだ右も左もわからず，上級医に言われたとおりに動くのがやっとである．

19時頃，walk-inの83歳男性が来院した．問診票を見たシニアレジデントから「主訴はろれつ困難．どの程度かにもよるけど脳卒中を疑う病歴だね．まずは1stで診察して下さい」と声をかけられ，診療を開始した．

家族の話では，当日起床時からろれつ困難を自覚していたが，休んでいると1時間ほどで軽快したので様子を見ていたという．家族もなんとなくいつもより言葉が聞き取りにくいと感じ，病院に行くようすすめたが本人は病院嫌いであり，いったん良くなったので受診を渋っていた．日中は落ち着いていたが，夕方からは再度ろれつが回らなくなってきて，夕食を食べようとしても今日は右手がうまく使えず箸をぽろっと落とすこともあった．それでも受診を渋っていたが，家族の強いすすめで家族の運転する自家用車で救急外来を受診した．

> 　患者は杖歩行で診察室に入室した．バイタルサインは安定しており本人に話を聞くと「あまり乗り気がしないが仕方がないから受診した」と言う．問診票の内容に沿って「ろれつが回りにくいですか？」と聞くと「そんなに変わらんよ」と言うが，やはり家族はいつもと違う感じと言う．上述の箸を落としたエピソードについても家族は心配しているようだった．神経診察を一通り行ったところ，ろれつ困難の他に明らかな異常を見つけられなかったが，pronator drift では少し右手が回内しているような気がした．ただ研修医Ｉはそのような微妙な所見は経験したことがなく，よくわからなかった．

研Ｉ「先生，すみません．救急外来の患者さんなんですけど，一件コンサルトさせて頂いてよろしいでしょうか．」

上〇「先ほどの患者さんだね．どうぞ．」

研Ｉ「83歳の男性で，主訴はろれつ困難と右上肢の動かしにくさです．ADLは完全自立で，高齢の妻との２人暮らしです．既往歴に高血圧と前立腺肥大症があり，近医にて内服治療を受けています．７年前に肺炎球菌性肺炎で入院治療歴があります．飲酒は機会飲酒，喫煙は20歳頃から１日20本を吸っていましたが，肺炎での入院を機に禁煙しています．」

上〇「ふんふん，それで？　今日はどういうことで来院したの？」

研Ｉ「はい．現病歴ですが，昨日の就寝時までは特に普段と変わらなかったそうです．本日10時頃に起床した際に，しゃべりにくさを自覚しました．休んでいるとよくなったので，日課の散歩に出かけました．散歩中に友人の方と話をしたときも，特に話し方がおかしいとは言われなかったそうです．昼過ぎに家に帰って来ました．その後，自宅で様子を見ていましたが…」

👨‍⚕️上〇「先生ごめん，もうちょっと，かいつまんで教えてくれる!?」

👨研I「あ，はい，すみません！ その後，夕方5時頃になって再度しゃべりにくさを自覚したそうです．右手に力が入りにくい感じがあり，夕食中にお箸を落としてしまったそうです．本人は病院に行きたくなかったそうですが，家族の強い希望もあり来院しました．」

👨‍⚕️上〇「なるほど．フィジカルはどう？」

👨研I「血圧は152/86 mmHg，脈拍数は76回/分で整．S_pO_2は室内気で96％です．体温は36.8℃．まず脳神経学的所見ですが，高次脳機能には特に問題なく視野異常はありません．眼球運動はfullで，眼振，複視については…」

👨‍⚕️上〇「うん，先生のは学会とか朝のカンファで使うフルプレゼンテーションだね．救急や病棟でコンサルトする時はもっとコンパクトな形式を使えるようにしたほうがいいよ．」

👨研I「どうすればよいですか．」

👨‍⚕️上〇「まずどういう背景の人がいつから始まった何の症状で来たかを1文で述べる．この症例に当てはめてみよう．」
「喫煙者で，高血圧治療中の83歳男性が，起床時からのろれつ困難，数時間前からの右上肢の軽度の脱力で来院しました．」

👨研I「えらく短くなりましたね．たまげました．」

👨‍⚕️上〇「情報を選んで短くするのが大事なんだよ．伝える方はいっぱいしゃべっただけ伝わると思ってるけど，聞く方は情報が多すぎるとかえってわからないし，忙しい場では要点を早く聞かせてほしいと思うものなんだ．」

👨研I「その後はどうしたらいいですか．」

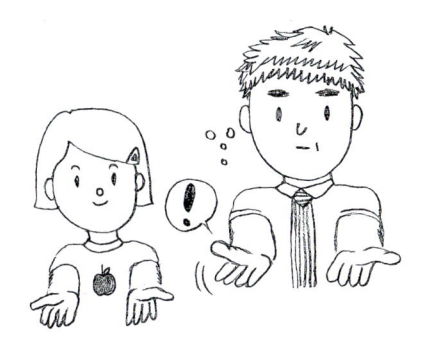

上肢 Barré 徴候とも呼ばれる．被検者に手のひらを上向きにして両腕をまっすぐ出してもらい，肩の高さで保持してもらう．保持できず回内，降下がみられる場合，対側の錐体路障害を疑う．回内のみの場合も軽度の麻痺が疑われる．閉眼させて行うとより誘発されやすい．

Pronator drift test

上〇「来院しました，の後は重要な客観的所見を述べて，アセスメントとプランを入れてコンサルトする．」

研I「なんだかろれつが回っていない感じがして，少し右の麻痺も怪しいです．」

上〇「そうそう．麻痺については pronator drift test を用いて伝えるといいね．この方は右の pronator drift が陽性だね．pronator drift は専門用語になるから難しいけど，専門用語は専門科同士だと短いフレーズで意味が通じるから表現を覚えとくと便利だよ．」

研I「所見はわかったんですがアセスメントとかプランについては，まだ当直もあまり入ってなくてよくわからないです．」

上〇「アセスメントは疑ってる疾患名，もしくは除外したい疾患名を入れる．この症例ならどう？」

研I「よくわからないけど脳卒中を疑います．ライン確保して頭のCTを撮ったほうがよいですか？」

上〇「そのとおり！ 構音障害と上肢の麻痺があるから，脳卒中が疑われるね．ライン確保と CT 撮影をする必要がある　いま言ったようなアセスメントやプランが入ったコンサルトを心がけよう．それがなくて，『…で，どうしましょう？』て聞かれるのは正直しんどいんだ．重大な疾患を疑っていると言われれば早く検査結果をチェックしようとか診察し直そうとか思うけど，軽症だという場合

は他の患者の処置を優先して後回しにすることもあるから．」

研「でも，いきなり鑑別とか検査とかわからないです．それに研修医だと見通しが間違っているかもしれないので不安です．」

上○「所見を取った人にわからなければ，聞く方にはもっとわからない．それに人に判断を委ねると，いつまでたっても自分で判断できないよ．自分の判断を立てたうえで，それでよいでしょうかというふうにしないと救急の場で戦力になるのは難しいよ．全部上級医が一から所見を取り直すのも混雑していると無理だしね．」

研「早く戦力になれるようになりたいです．どうやって勉強したらいいですか？」

上○「救急ではよくある疾患と見逃してはいけない疾患をペアにして主訴ごとに押さえておくといいよ．救急がらみではいろんな本が出てるから，お気に入りの本を見つけてみよう（次頁に参考文献）．」

上○「あと，ショートプレゼンについてはさきほど伝え方を教えたけれど，これは一定のテンプレートにはめて言うことができるよ．僕がよく使う型を紹介するから自分なりにアレンジして使ってみて．」

【ショートプレゼンのテンプレート】

①<u>XXX という背景の患者さんが XX からの XX（症状）で来院しました</u>．②<u>XX（採血や画像）の所見から XXX を疑っており XXX（緊急手術や内視鏡，入院など）が必要と考えています</u>．

下線①ではどういう背景（年齢，性別，既往歴）の人がいつから何の症状（現病歴）で来たのかを 1 文で述べる．

下線②では，重要な客観的所見（身体所見，検査所見，画像所見）を述べてアセスメント（疑っている疾患，もしくは除外したい疾患）とプラン（何をすべきか，何をしてほしいか）を入れてコンサルトする．

第3章　ショートプレゼンテーション編

> **プレゼンのポイント**
>
> 既往や患者背景は，主訴と関連するものに絞ってプレゼンテーションする．
>
> この症例のプレゼンテーションでは肺炎球菌性肺炎や前立腺肥大の既往はあえて省いている．脳卒中を疑うことに，これらの既往はあまり寄与しないからだ．逆に心房細動の既往であれば脳塞栓を疑う一つの情報になるのでプレゼンテーションに入れるようにする．

【見本プレゼン】

喫煙者で，高血圧治療中の83歳男性が，起床時からのろれつ困難，数時間前からの右上肢の軽度の脱力で来院しました．軽度の構音障害を認め，pronator drift 陽性で右上肢の軽度の麻痺が疑われます．脳卒中を疑い，頭部CTをオーダーしようと思います．

研修医へオススメの文献コーナー（ER編）

1) 山中克郎, 他：ERの哲人. シービーアール, 2006.
   見逃してはいけない疾患，よくある疾患がコンパクトにまとまっている．

2) 葛西　猛（監）：亀田総合病院 KAMEDA-ER マニュアル　第2版. 診断と治療社, 2011.
   小さいながらERに必要な知識が濃縮されている．2版となりさらに内容が充実した．

3) 前野哲博, 他：帰してはいけない外来患者. 医学書院, 2012.
   何を見逃してはいけないか，がよく整理されている．外来に出る前の必読書．

【担当：　岡森　慧　　江原　淳】

クリニカルパール

「アセスメントなくしてコンサルトなし」

　初期研修医時代，後期研修医の先輩によく言われた一言．上級医に相談して単に指示を仰ぐだけではいつまでたっても成長しない．コンサルトやカンファレンスの場面では，たとえ不十分であったとしても，「自分はこう考える」「このようにマネジメントしたい」という自らの意見を持って相談すること．もし誤っていたとしても，自分の考えのどこに誤りがあったのかを含めて上級医からフィードバックを受けることで，次につながる貴重な経験となる．

石丸裕康（総合診療教育部　副部長　兼　救急診療科　副部長）

症例9 ショートプレゼン編 救急外来で上級医へのコンサルテーション②
1週間前からの咽頭痛を主訴に来院した27歳女性

　ショートプレゼンテーションの入門編の2症例目として咽頭痛を訴えて救急外来に来た症例を挙げる．症例8のプレゼンテーションの型を参考に自分でも考えてみよう．

症例紹介～プレゼンテーションに至るまで

　1年目研修医Nも救急外来8か月目になると少し慣れてきて，少しこなせる自信がついてきた．そんな深夜1時に若い女性が咽頭痛を主訴に来院した．

　話を聞いてみると特に既往のない27歳女性で，1週間前から喉が痛く，3日前より37℃中盤の微熱が出始め右の首が痛くなり，今日からは喉の痛みのため食事もあまりとれず受診したとのことだった．内服歴としては頭痛持ちのためカロナール®を毎日2錠飲んでいるらしい．診察をしてみると，確かに右扁桃に白苔と発赤，腫脹があり，口蓋垂がやや左に偏位していた．頸部には圧痛を伴う右頸部リンパ節腫脹が認められた．

　研修医Nは「咽頭痛はきつそうだけど，咽頭所見もはっきりしているから急性喉頭蓋炎の可能性は低そうだな．発熱はカロナール®でマスクされている可能性がある．Centor criteriaで考えると4点中3点なのでA群β溶連菌の迅速検査をして陽性なら抗菌薬投与，陰性なら対症療法のみで帰宅してもらおう」と考えた．迅速検査は陰性であった．

　研修医Nはここまでアセスメントしたうえで一緒に救急に入っているシニアレジデントにコンサルトすることとした．

研N「まず，1文サマリーで簡潔に述べてその後に自分のアセスメントとプランを述べることが大事だったよな…．よし．」

研N「先生，ちょっとよろしいでしょうか？ 1人相談したい患者さんがいるのですが．」

上E「うん，どうぞ．どんな患者さん？」

研N「慢性頭痛以外特に既往歴のない27歳女性が1週間前からの咽頭痛，3日前からの頸部痛，本日からの耳痛で受診しました．右の扁桃に腫脹と白苔付着があり，Centor criteria上4点中3点でA群β溶連菌感染症を疑い迅速検査しましたが陰性でしたので，痛み止め処方で帰宅と考えています．」

上E「きっちりアセスメントとプランも述べられていてコンサルトとしては良くできてるね．ということはウイルスによる急性扁桃炎ということかな．食事や飲水はできてる？ あと鑑別は他にない？」

研N「うーん，それらについては聞いていませんでした．迅速抗原も陰性だしウイルスでいいんじゃないかと思ってたので…」

上E「たしかに，そういう場合，多くの場合が実際ウイルス性の急性扁桃炎といった軽症例だね．でもそういう先入観で見てると怖い病気を見逃すこともあるよ．若年者の発熱，頸部痛ということで考えると見逃してはいけない疾患は何？」

研N「急性喉頭蓋炎，扁桃周囲膿瘍，咽後膿瘍あたりですか．」

上E「そのとおり．他に非感染性疾患として亜急性甲状腺炎なんかもあるけど，まあ，この人は扁桃には炎症所見があるんだよね．」

　再度診察をしてみると喉の痛みが強く，飲水もあまりままならないようだった．流涎はなく，声もくぐもっていなかった．右頸部の圧痛があり，もう一度口腔内を見ようとしたが，痛みのため口を大きく開けられないようだった．よく見ると口蓋垂は腫大した扁桃で

圧排されており左に偏位していた．

研N「結構やばそうですね．たいしたことないと決めつけてました．」

上E「開口障害と口蓋垂偏位があるし，扁桃周囲膿瘍が濃厚だね．」

　CTを撮ると扁桃周囲膿瘍が認められ周囲に炎症が及んでいると考えられたが，他の結合組織間隙に膿瘍の進展はなかった．耳鼻科にコンサルトの後，入院，切開排膿となった．

上E「診断を決めつけてしまうと，他の所見が目に入らなくなってしまうんだ．診断学の分野でも『Anchoring＝ひとつの診断に碇を下ろす』といって見落としを生むことが知られている．軽症と思いつつ帰してはいけない疾患を除外することを同時にしていったほうがいいね．僕も話を聞くかぎり軽症だと思ったからびっくりしたよ．」

研N「すみません．」

プレゼンのポイント

　ERを受診する人の大半は軽症であるが，そんな中，常に「重篤な疾患かもしれない」と疑ってかかることを忘れないようにしよう．
　ベテラン救急医ほど軽症そうにみえる重症例について注意深く目を光らせているものである．「重篤な疾患の除外」を含めてプレゼンできると「ERの役割をよくわかっているな」と評価される．

【見本プレゼン】

「特に慢性頭痛以外既往歴のない27歳女性が1週間前からの咽頭痛，3日前からの頸部痛，本日からの耳痛で受診しました．右の扁桃に腫脹と白苔付着がありCentor criteria上4点中3点でA群β溶連菌感染症を疑い迅速検査しましたが，陰性でしたのでウイルス性扁桃炎の可能性が比較的高いと考えます．

除外すべき疾患としては扁桃周囲膿瘍，喉頭蓋炎などがありますが，開口障害や口蓋垂の偏位，声のくぐもりや流涎などは認めず，可能性は低いため帰宅可能と思います．」

（＊膿瘍などがないケースの場合）

【担当： 長野広之　 江原　淳】

クリニカルパール

「『解釈モデル』を確認しよう！」

　夜中3時に救急外来に歩いて来た患者さんに対して「軽症だ」と思ったときは，すでに見逃しの術中に嵌っている．患者さんそれぞれに夜中に救急外来に来院する（しなければならない）特有の理由が，必ずある．もし『軽症だ』と感じてしまった場合には必ず『解釈モデル』を確認しよう．

　『夜中に病院に来られるのは大変だったと思うのですが，この夜中のタイミングに病院に来られた理由があれば教えていただけるでしょうか？』

　たとえ夜中3時の眠く辛い時間であっても，この質問があれば，患者さんがそれぞれに持つ不安を知ることができ，また患者さんしか知り得ない重篤な病態を知ることができるだろう．

佐田竜一（総合診療教育部　医員）

ショートプレゼン編 症例10　循環器内科医へのコンサルテーション
胸痛で救急搬送された70歳男性

循環器内科は急性冠症候群や急性心不全など緊急疾患が多く，救急からコンサルトされることの多い科である．

普段多忙を極める循環器内科医にどうすればうまくコンサルトできるだろうか．ST上昇型急性心筋梗塞（STEMI）の症例を見てみよう．

> **症例紹介〜プレゼンテーションに至るまで**
>
> ある平日の夜間帯，研修医Tは押し寄せる救急車に次々と対応していた．
>
> そんな折，前胸部痛の70歳男性が救急搬送されてきた．採血，X線，ECGを手早くオーダーし診察に取りかかる．
>
> 顔貌は苦悶様で，冷汗をかいている．リザーバーマスク10L投与でなんとかSpO$_2$は90台中盤を保っているが，呼吸は明らかに促迫している．病歴を確認しつつECGを取ると，あまり自信はないがⅡ，Ⅲ，aVFでST上昇があるように見える．これはやばいとややパニックになりながら，看護師を通じて循環器内科当直医師を呼び出してもらった．
>
> 10分後，循環器内科医Nが来院した．

研T「胸痛の方のコンサルトをお願いします．」

循内N「どうぞ．」

研T「70歳男性の方で，2時間前からの前胸部が締めつけられる感じがあり，改善しないため来院しました．痛みは8/10で胸部正中

の鈍痛です．寛解増悪因子ははっきりせず顎や肩への放散もありません．以前にも一度狭心症と言われていたようです．一般身体所見では，バイタルは XXX で，心音はギャロップ rythm や雑音なく，頸静脈は少し張り気味で…」

循環器内科医 N が患者のほうを一瞥すると，患者は冷や汗を流し苦悶様であった．

循内 N「心電図見せて．」

まだまだ言いたげな研修医のプレゼンを遮り心電図を見てみると，Ⅱ，Ⅲ，aVF で ST 上昇を認めている（図 10-1）．遠くのモニタには胸部 X 線が写っており，著明な肺水腫像を認めていた．

循内 N「この人，2 時間前発症の STEMI だよね．すぐ緊急カテの準備するわ．」
研 T「わかりました．（あとは専門医に任せていいのかな？）」

循内 N「すぐ治療の説明しようと思うんだけど，ご家族の人はいるんかな．」
研 T「家族ですか？ えっ〜と〜？」

循内 N「以前の治療歴はわかりますか．」

研 T「えっと，調べてみます．」

カルテを開いてみると 3 年前狭心症のために当院でステントが留置されていること，今回他院で胃癌が見つかり，バイアスピリンが中止になっていることなどがわかった．

HR:48

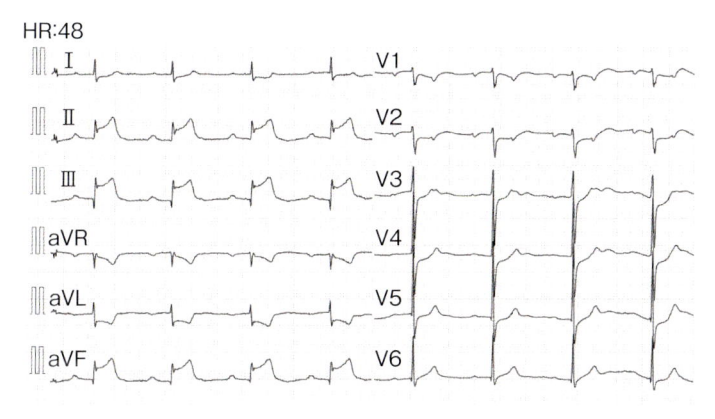

図 10-1　ST 上昇型急性心筋梗塞の心電図

循内 N「腎機能は大丈夫なの？」

研 T「(えらいこっちゃ…)」

　慌ただしく抗血小板薬の投与がなされ，20 分後に緊急カテーテル検査が開始された．

循環器内科医 N の頭の中

　「STEMI という時点で可及的すみやかに緊急 PCI をしなければならない．心電図からは下壁領域の梗塞が疑われ，前回治療をした右冠動脈のステント血栓症が最も考えられる．前回入れていたのが薬物溶出性ステントで，抗血小板薬が中止になっている経緯からもその可能性は十分にある．緊急 PCI に向け，家族にまず重篤な状態であることをお伝えして緊急処置が必要だということの同意を得ないといけない．腎機能が悪ければ造影剤をあまり使わず PCI を行わなければならない．」

> **プレゼンのポイント**

　この例はいわゆる失敗プレゼンテーションである．専門医Nが聞きたいことは伝えられず，逆に質問されてばかりである．一方で研修医時代このようなプレゼンテーションで専門医に叱られた経験は誰にでもあるものだと思う．いったいどこがまずかったのか．

　STEMIの場合，来院90分以内にカテーテル治療により再灌流を成功させることが死亡率や合併症の確率を低下させるというエビデンスがあり，一刻も早く治療に移ることが優先される．

　しかし，研修医TはSTEMIの場合，治療を急ぐことは学生時代の勉強でわかっていたが，治療（PCI：経皮的冠動脈形成術）に必要な実際の動きについて把握していなかったのである．経験のあまりない研修医Tは見るからに重症な症例を見てパニックに陥り「早く専門医になんとかしてほしい」心境で，STEMIの治療に必要な情報の確認も処置もしないまま，専門医を呼び出して待っていたのである．専門医側も不十分な情報で紹介されても，情報の整理に手間がかかり効率が悪くなってしまう．

　脳梗塞や急性冠症候群，大動脈解離など血管系イベントを起こす患者は，動脈硬化が強くそれに伴い腎機能が悪い例が多く，PCIのように造影剤を使う手技に制約がかかることを知っていれば，腎機能が処置を行う側にとって重要な情報であることも把握できる．

　また，このような緊急の場合でのプレゼンテーションでは研修医Tが行ったような詳細な病歴のプレゼンテーションは不要である．カンファレンスや研究会のプレゼンテーションであれば「痛みの性状が詳細に聞けていてよいね」ということになるが，今回のような緊急の場面では病歴を詳しく述べることよりもSTEMIを示唆する情報を伝え，いち早く緊急治療に向けての準備を開始することが第一である．

　そして，どれだけ緊急処置を急ぐ場合でも，家族および本人に病

状を説明し同意を得る過程は必須である．専門医が説明をしやすいようあらかじめ「緊急事態であり，あらためて専門医から説明を行います．」と先に伝えておくとスムーズに事が運ぶ．

【見本プレゼン】

電話プレゼン

「お忙しいところ申し訳ありませんがコンサルトさせて頂いてよろしいでしょうか．STEMIと考えられる患者が来院しており緊急カテーテル治療が必要と考えています．2時間前発症の前胸部痛で来院した70歳男性で，心電図ではⅡ，Ⅲ，aVFでST上昇を認め，下壁領域の梗塞が疑われます．よろしくお願いします．」

来院後

「先ほどの方ですが，以前にも狭心症で右冠動脈にPCIをされているようです．X線では著明な肺水腫を認め心不全をきたしています．家族の方には心筋梗塞が疑われ大変重篤な状態であるといったん説明して待ち合いで待機してもらっています．以前のデータではCr1.3と軽度の腎機能障害があります．オーダーや処置で必要なものがあればこちらで準備させていただきます．」

【担当： 江原　淳】

クリニカルパール

「心不全で足がむくんでいるときは，内臓もまたむくんでいる」

　心不全患者では，脚とくに下腿に浮腫が起こりますね．この所見を見たときには下腿だけでなく，胃や腸や肝臓など内臓がどれもむくんでいると思ってくださいね．胃や腸がむくむと食欲がなくなります．そして内服している薬剤の吸収も低下して効きも悪くなります．例えばラシックス®40 mgを平素から内服している患者さんが，心不全が悪化し下腿浮腫が出現してきたとしましょう．利尿剤を強化しなければならない状況ですが，かえって吸収が悪くなり投与量を減らしたかのようになります．極端な場合には吐気・嘔吐から内服した薬剤を吐き出してしまうかもしれません．この場合には利尿剤の静脈内投与が必要となる場合もあります．下腿浮腫の患者さんを見たときには，「食欲が低下してませんか？」と問いかけると「どうして判るんですか？　そのとおりなんです」というふうに患者さんは反応してくれると思いますよ．

中川義久（循環器内科　部長）

ショートプレゼン編 症例11　消化器外科医へのコンサルテーション
腹痛を主訴に来院した40歳男性

　救急の場を経験すると誰しも腹痛診療の難しさに直面する．腹痛診療が難しいのは，1～2日程度で自然軽快するものから大至急で緊急手術が必要な症例までたいへん幅が広く，どの程度の精査を要するのか，どの程度の緊急度で対処しなければならないかを短時間で判断する力が問われるからだ．緊急手術の対応となる疾患は急性胆嚢炎，虫垂炎，絞扼性イレウス，消化管穿孔など多岐に渡る．消化器外科医は緊急疾患の手術以外にも多数の予定手術，化学療法，外来や手術説明などの業務を抱え，とても忙しいものである．どうすればうまくコンサルトできるだろうか．

　急性虫垂炎の例を通じて腹痛を訴える患者をコンサルトする際の基本ポイントを学ぼう．

症例紹介～プレゼンテーションに至るまで

　研修医1年目秋頃となり週1回の当直業務にも随分慣れてきた頃，研修医Kは18時頃walk-inで来院した中年男性の腹痛症例を診察することとなった．問診票を見ると特にこれといった既往のない新患の症例であり，「昨日から腹痛」との記載があった．

　「腹痛か，気を引き締めて診なきゃな」研修医Kは心の中で小さく呟いた．救急の場を経験すると誰しも腹痛診療の難しさに直面する．研修医Kもつい先日大腸穿孔で汎発性腹膜炎を呈した症例を経験したが，最初は大したことない腹痛症例だと思って時間をかけて診察を進めていたところ，結果として専門医への相談が遅れたことについて外科医からこっぴどく叱られ，ばつの悪い思いをしたのだ．

　患者を呼び入れ，あらかじめ測定してもらったバイタルサイ

ンに目を通す．[体温38.3℃　血圧143/90 mmHg, 脈拍106]．患者は見るからに辛そうであり，妻に抱えられながら入室した．話を聞くと，昨日の昼頃よりなんとなくみぞおちが気持ち悪い感じがしていたようだった．様子を見ていたが，1日経ってもあまり良くならず，ムカムカする感じがあり，今朝からは下腹部にも痛みが出現し歩くと腹に響くためあまり動くこともできず，心配になって受診したとのこと．

　特にかかりつけ医などはなく，仕事は会社勤めをしている．

　身体診察では，右下腹部を軽く押さえるだけで痛みがあった．踵落とし試験をチェックしようかと思ったが，歩行時に響くとの訴えがあり，陽性と考えて省略することにした．咳払いをさせると同様の箇所の痛みが増すようであった．上腹部，腹部正中，左下腹部など他の部位に圧痛はなかった．

　採血，X線撮影，末梢ライン確保と進めていく．

「右下腹部に限局した圧痛がある．虫垂炎かな．手術のことも考えて採血は感染症，凝固系，血液型も一緒に提出しておこう．※」
(※施行した検査には保険病名をつけることも忘れないようにしよう．)

　返ってきた採血検査ではWBC 14,500/μL, CRP 11.6 mg/dLと炎症反応の上昇を認めた．X線写真では腸管拡張やfree airなどは認めなかった．

「CTをとって外科コンサルトだな．腹膜炎はありそうだけど範囲は限局していてCT結果を待ってからのコンサルトでよさそうだ．」

　CTを見ると虫垂はなんとなく腫れぼったく見え，周囲がモヤモヤしているようであった．院内に残っていた放射線科医に読影所見についてコンサルトし「虫垂腫大があり根部に糞石を伴っている．周囲の脂肪織濃度上昇もあり，炎症の波及が疑われる」とのことであった．

　治療方針を相談するため外科医に診察を依頼することとした．

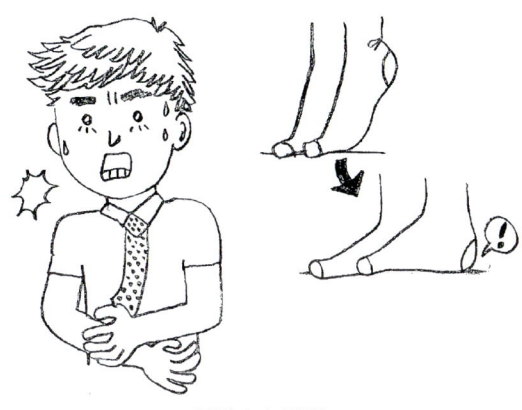

第3章　ショートプレゼンテーション編

踵落とし試験

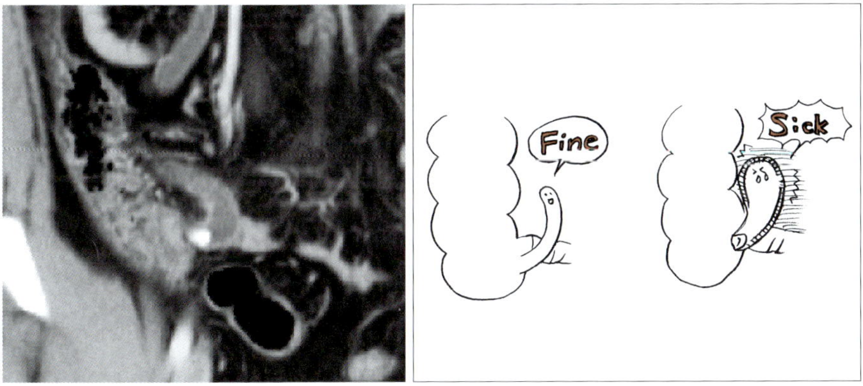

CTでの虫垂炎像（左）とシェーマ（右）

研K「（電話で）お忙しいところすみません．虫垂炎と思われる40歳男性の診察をお願いします．特に既往のない方で，昨日昼頃から心窩部不快，嘔気があり右下腹部に痛みが移動してきたとのことで受診しました．右下腹部に圧痛を認め，咳払いや歩行時に響くそうです．反跳痛はありません．採血ではWBC 14,500/μL，CRP 11.6 mg/dLと炎症反応上昇を認め，CTで虫垂腫大を認めました．虫垂炎と思われますので診察をお願いします．」

消外N「腹部の診察では，右下腹部に限局した圧痛があるわけですね．画像はどうでしょうか．」

研K「虫垂が腫大していて，糞石があると思います．」

消外N「わかりました．診に行きます．」

来院後

消外N「(画像を見て) 確かに虫垂の腫大があって，根部に糞石を伴っていますね．周囲の脂肪織濃度も上昇していて，炎症の波及がありそうです．炎症反応も高いし根部に糞石があると，最悪穿孔の恐れもあるので保存的加療よりは手術を選択したほうがよさそうですね．手術の説明をしようと思うのですがご家族はおられますか．」

研K「はい．妻と長男に虫垂炎で手術になる可能性があるとお伝えしています．」

消外N「感染症や血液型は提出してありますか？」

研K「出しています．」

消外N「腹部の手術歴はあるかな？ 抗凝固薬や抗血小板薬は飲んでないですか？」

研K「えっと，(カルテを確認しながら) ないと思いますが本人に確認します．」

消外N「最後に食事をとったのはいつですか？」

研K「朝食は少しだけ食べたと言っていました．」

消外N「わかりました．では診察してみましょう．」

　外科医の診察の後，手術の説明が行われ，1時間半後に開腹手術が施行されることとなった．

> **プレゼンの**
> **ポイント**

　このプレゼンテーションは前項のSTEMI症例の循環器内科へのプレゼンテーションに比べはるかに良くできていて，研修医のプレゼンテーションであればほとんど満点でもよいかもしれない．

　ただそこにはSTEMIとは違い急性虫垂炎は緊急疾患ではあるものの，分単位で治療を急ぐ病態でないので落ち着いてプレゼンテーションすることができた，という要素もあろう．

　大腸穿孔で腹膜炎，敗血症性ショックに至っているような症例ではこうはいかず，一刻も早く外科医に来院を依頼し，検査や関係各所への連絡などを同時に進めなければならない．

　より advance なことではあるが「緊急腹部手術をお願いする前に，腹部手術歴や last meal（最終食事）を確認しておく」ようにしよう．もし手術歴があれば癒着のため手技が難しくなることが予想される．また last meal に関しても full-stomach であれば何かの拍子に嘔吐して誤嚥性肺炎を起こす可能性があり，あらかじめ胃管を入れて減圧をしておいたほうがよい場合もある．

　また full-stomach であれば麻酔導入も crush-induction となるため，気管挿管を熟練者が行わなければならず制約が生まれる．

　画像所見について研修医はどこまで読めていたらよいだろうか．非専門医に炎症の範囲の正確な特定や糞石の有無など細かい読影は難しいかもしれない．研修医としては「虫垂炎ということはわかったのであとは専門医のほうでなんとかしてほしい」と思うものであるが，事前に放射線科にコンサルトしておくことや，詳しい先輩に教えを請うなどして画像には習熟できるにこしたことはない．

　外科医の立場からはひとことで手術してくださいと言われても，どのタイミングで，どういった術式を選択するかを判断しなければならないので，できるだけ正確な情報を伝えてほしいものだ．虫垂炎の場合は糞石が関与していれば穿孔リスクにもつながるのであま

り待たないほうがよいという判断も生むし，回盲部まで炎症が及んでいる場合は虫垂だけでなく回盲部合併切除を行うかどうかを考えなければならなくなる．細かい所見を読めたほうが，より相手の立場に立ったコンサルトを行うことができる．

【見本プレゼン】

電話プレゼン

　(電話で) 宜しくお願いします．虫垂炎と思われる 40 歳男性の診察をお願いします．特に既往のない方で，昨日昼頃から心窩部不快，嘔気があり，右下腹部に痛みが移動してきたとのことで受診しました．右下腹部に圧痛を認め，咳払いや歩行時に響くそうです．反跳痛はありません．採血では WBC 14,500/μL　CRP 11.6 mg/dL と炎症反応上昇を認め，CT で虫垂腫大を認めました．虫垂炎と思われますので診察をお願いします．
(変更なし)

来院後

　先ほどの方ですが，ご家族には手術の可能性があるとお伝えしています．感染症・血液型・凝固は提出済みです．最終食事は朝食でパンを少し食べたきりで昼からは何も食べていません．以前の開腹歴や抗血小板薬などの内服歴はありません．画像について放射線科の先生に詳しく診ていただいたところ，炎症は虫垂周囲に限局しているが根部に糞石を伴っているとのことでした．手術適応はいかがでしょうか．よろしくお願いします．

【担当：　小笹勝巳　　江原　淳　　西野裕人】

クリニカルパール

「問診で腹膜炎を見抜き，触診で重症度をつかむ」

　私は腹痛が主訴の患者さんには，入室時に必ず「歩いて響きませんか？」と尋ねます．響きます，という患者さんは腹膜炎の可能性ありとして要注意と考えます．また，腹部の触診の際には痛みがでる深さを意識して触ります．
　①少し押すだけで痛がる，②強く押せば痛がる，場合，当然①のほうが炎症が浅い所にあると考えられます．腹膜炎がひどい場合は，ほんの少しお腹を触ったり，少し指でタップしただけで痛みが出ますので，そうした所見があった場合は特に急いで検査や治療を進めたほうがよいでしょう．

吉村玄浩（腹部一般外科　部長）

ショートプレゼン編 症例12　入院患者の他科へのコンサルテーション
呼吸器内科入院中に閉塞性黄疸を発症した症例

　それでは，最後にショートプレゼンテーションの応用編として最も難しいシチュエーション"すでに入院中の患者を別の科に緊急コンサルトする場面"を取り上げてみよう．

　難しいのは，患者のactiveなプロブレムが2つあること，すなわちもともと入院の理由となった病気と今新たに生じている問題があるためである．新たに生じた問題について当該科にコンサルトするわけだが，コンサルトされる側はもともと入院の理由となった病気についてはよくわからないこともあり，それは元の科からきちんと説明しないといけないのである．

　実例として呼吸器内科に真菌症の治療目的で入院していた患者が，閉塞性黄疸を発症し消化器内科に緊急内視鏡のコンサルトをする場面を見てみよう．

症例紹介～プレゼンテーションに至るまで

　ある日，昼食後に医局で休憩を取っていた呼吸器内科シニアレジデント（後期研修医）のYは病棟からcallを受けた．

　「ナースのXXです．先生が担当されているAさんですけど，腹痛が増してきて辛そうです．お昼は少し食べたのですが先ほど嘔吐してます．今体温は37.4℃ですが寒気がすると言っていて熱が上がってくるかもしれないです．意識レベル，血圧などは午前と変化ありません．診察してもらえますか？」

　「わかりました．すぐ行くので血算，生化学の採血を採っておいてください．」

　患者Aは肺癌に対し外来で化学療法を継続していたが，今回肺アスペルギルス症に罹患し，抗真菌剤での治療目的に4日前

から入院していた．

　研修医 Y は嫌な予感がした．朝の回診の際，A さんは「昨晩からみぞおちが気持ち悪かったが朝には少し落ち着いている」と訴えていた．腹部所見も目立ったものはなくバイタルサインも安定しており，いったん様子見にしていたところだったのだ．

　訪室してみると A さんは朝よりもぐったりとしており，心窩部痛と強い悪寒を訴えていた．バイタルサインを取り直してみると体温は 38.2℃ まで上昇しており，呼吸数 28，血圧 105/65 mmHg，脈拍 96/分と頻脈，頻呼吸を認め，血圧も普段より若干低めだった．

　心窩部に圧痛があったが腹膜刺激症状は認めなかった．経過から腹部臓器由来の敗血症を疑い，血液培養 2 セットを採取し，生理食塩水 500 mL を早めのペースで点滴することとした．

　採血結果では WBC 12,000/μL，CRP 7.4 mg/dL と炎症反応の上昇を認め，AST/ALT 180/130 U/L，γ-GTP 400 U，T-Bil 3.8 mg/dL と胆道系酵素が上昇していた．そういう目で見ると少し皮膚が黄染して見える．

　「データからは胆道系感染か．そういえば胆石の既往があったな．」胆道系感染といっても，胆嚢炎であれば胆嚢摘出術を前提に外科コンサルト，胆管炎であればドレナージ目的に消化器内科をコンサルトすることになる．緊急で撮像した CT では，総胆管内に結石を認め，総胆管の拡張を認めていた．読影医より結石は下部胆管，乳頭付近に嵌頓している可能性があると指摘を受けた．

　「胆管炎だと思うのでユナシン®を開始して下さい．あと，ご家族を呼んで下さい．僕は消化器内科にコンサルトしてきます．」

　これは困ったことになったと内心慌てながらも冷静にナースに指示を出し，カルテを手に研修医 Y は消化器内科病棟へ足を運んだ．幸いそこには頼れるスタッフ O がいた．

研Y「お忙しいところすみません．呼吸器内科のYですが，入院中の方のコンサルトをお願いできないでしょうか．」

消内O「いいよ．どうしたの？」

研Y「肺アスペルギルス症で入院中の方が昨日からの心窩部痛，嘔吐を訴えていまして，採血をすると胆道系酵素と炎症反応が上昇していました．肝胆道系感染を疑ってCTを撮像したところ，総胆管結石，胆管拡張があり，胆管炎を起こしています．ERCPの適応について相談したいのですが．」

消内O「どれどれ．たしかにデータも画像も胆管炎でよさそうだね．患者さんの全身状態はどうかな？」

研Y「先ほどから悪寒戦慄もあり，発熱，頻呼吸，頻脈がありぐったりしています．血圧も午前より下がり気味です．意識レベルは清明です．」

消内O「なるほど．それは緊急でERCPをしたほうがいいね．結石嵌頓だと膵炎を合併することもあるけれどどうですか？　その場合，チューブでのドレナージだけじゃなくて乳頭切開も必要となるケースもあるからね．DICによる血小板低下や凝固異常はきたしていないかな？」

研Y（正直それぞれの処置の違いがよくわからない．だがO先生はどうも緊急処置をしたほうがよいと考えているようだ）「血小板は下がっていません．凝固や膵炎のデータはすぐ提出します．抗血小板薬や抗凝固薬の服用歴もありません．」

消内O「胃切除術の既往はない？」

研Y「ありません．」

消内O「胃切除後だと再建方法によってはERCPがすごく困難になるケースがあるからね．ERCPを頼むときはチェックしておくといいよ．処置の説明をしないといけないけれど，ご家族はいますか．

あと最終の食事はいつかな？」

研 Y「ありがとうございます．ご家族は今呼んでいて 30 分ほどで来るそうです．最終の食事は昼食を少し食べましたが，嘔吐しています．」

消内 O「full stomach だと内視鏡での誤嚥リスクが増すので危険だからね．まあ，CT でも胃内に残渣はそんなに目立たないし処置を優先することにしましょう．」

研 Y（内視鏡の手技の実際についてはよく知らないけれど，専門医の言っていることはもっともだ）「よろしくお願いします．」

消内 O「ところで呼吸器のほうの疾患は落ち着いているのかな．」

研 Y「あ，はい．肺癌に対して外来でナベルビン® を定期的に投与していますが，最終投与は 1 か月以上前で，目立った有害事象なく肺癌の病勢はコントロールされています．今回は肺アスペルギルス症を発症し抗真菌薬を投与しており，熱や浸潤影は少しずつ改善してきています．」

消内 O「肺癌に関して，それなりに予後が見込め，真菌感染のコントロールもまずまずということだね．酸素化はどう？」

研 Y「酸素は nasal 2 L で SpO$_2$ 99％となっています．」

消内 O「よく把握しているね．よし，わかった．では病室に向かおうか．」

研 Y「ありがとうございます．」

消化器内科専門医 O の頭の中

他科入院中の胆管炎症例．総胆管結石嵌頓が疑われるので膵炎があったとしても ERCP（内視鏡的逆行性胆道膵管造影）は必要だろ

う．まずは処置に耐え得る全身状態かどうか．

　リスクの評価のため凝固障害や食事の有無，もともと入院になった基礎疾患の程度を把握しないといけないな．胃切除後でBillroth Ⅱ法やRoux-en-Y再建をしている場合は十二指腸乳頭までが遠くERCP自体の難易度が急激に増すが，この症例ではそういうことはなさそうだ．

　肺の真菌症については主治医は改善していると判断しているようだし，酸素化も保たれているのであれば特に禁忌ではなく処置を行ったほうがよいだろう．Y君はこちらの聞きたいこともしっかり整理してくれているし，主治医として患者さんの情報を良く把握してくれているようだ．

プレゼンのポイント

　研修医Y君のように「お忙しいところすみません」の一言は必ず忘れないようにしよう．

　さて，Y君のプレゼンテーションは，どういう背景の人にどういうことが起きており，何をしてほしいか（何を相談したいか）を明確にプレゼンテーションできているよい例である．

　相手に「何をしてほしいか」については，心筋梗塞や消化管穿孔のように迅速な処置がいることが自明の場合は「緊急PCIをお願いします」「外科手術の適応と考えています」などとしてほしいことを明確に述べるが，本例のように「処置をすべきかどうか」「するとしたらどの時期（今すぐなのか，明日なのか，後日なのか）がよいのか」も含め専門医に聞きたい，というケースの場合は研修医Y君のように「XXの適応について相談したいのですが」「XXの処置の適応はいかがでしょうか」などと相談してみるとよい．専門医から判断に必要な事柄について質問が返ってくるだろう．

　実際，コンサルテーションの場合はプレゼンターがしゃべりつづ

けるカンファレンスなどとは違い，本章のように区切った情報をやりとりする会話，問答のような形になる．情報をすべて話し尽くすというよりも，ある程度の情報を提供した後は専門医から聞かれた内容について的確に答えていったほうがよい．

聞かれた質問の内容が専門医は知っていて当然だと思っている事でもこちらが知らない，ということはしばしばある．それについては知ったかぶりをせず素直に「そこについてはわかりません」と言う勇気も必要である．

そして，冒頭でも触れたがもともと入院理由となった自科の疾患については非専門医である他科にもしっかり理解してもらえるよう，コンサルトに行く前に情報を確認し，整理していたほうがよい．

※　　　　　　　＊

今回挙げた症例以外にも臨床現場には無数のシチュエーションが存在し，プレゼンテーションも場面場面によって正解が異なってくる．今回のショートプレゼンテーション編では代表的な5症例を選んでみたが，うまくなるコツはプレゼンテーションがうまくいったかどうかを日々振り返り，うまくいかなかったときは何が原因だったのかを振り返ることではないだろうか．健闘を祈る．

【担当：　安田一行　　江原　淳】

クリニカルパール

「レジデントの一番の武器は『足』である」

　レジデントは，患者さんの緊急トラブルに直面した場合，上級医にコンサルトをしなければならない．その時，コンサルトを電話で簡単に済ましてはいけない3つの理由がある．

①そもそも，コンサルテーションは難しい．端的に患者情報を医療者に提供し，解決する術を教示してもらうためには，サマライズ能力が高くなければうまくいかない．電話コンサルテーションで，果たして伝えたいことが正確に伝えられるだろうか？

②上級医は必ず外来や手技に追われているため，電話で冷静にコンサルテーションを受けることが難しい場合もある．彼らが冷静にコンサルトを受けられる状況かどうかを電話で判断することはとても難しい．

③上級医は，レジデントが相談に来たら素直に嬉しいと感じるものである．レジデントに『もっと教えてあげたい』と思い，最新の知識やノウハウをレジデントに提供することができる．そういった恩恵は，面と向かって話し合わなければ得られない．

　レジデントの一番の武器は『足』で上級医の教えを請い，上級医から直接学ぶことである．足で稼いだ学びは，必ずや君たちのスキルの一部になるだろう．

佐田竜一（総合診療教育部　医員）

第4章 症例で学ぶフルプレゼンテーション【応用編】

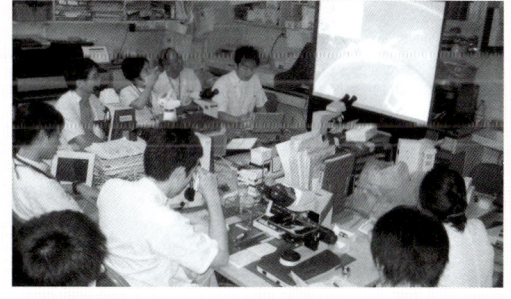

レジデント対象のグラム染色実習（TENGSA）

応用編 症例13

全身倦怠感，炎症反応高値の精査目的に入院となった84歳男性　不明熱

　当院総合内科に入院する患者は，すでに病名が診断されたうえで治療目的で入院する場合もあるが，その一方で原因不明の症状の精査目的で入院する場合も多く，不明熱はそういった疾患の一つである．不明熱の鑑別疾患は多岐に渡る．そのためプレゼンテーションの際にどの症状，疾患に焦点を置くかが非常に難しく，得てして散漫なプレゼンテーションになることが多い．多くの鑑別の中で自分がどの鑑別に重点を置いているかを意識しながら話すことが重要となってくる．

学習のポイント

◆ 不明熱のように鑑別が多岐に渡る疾患のアセスメント＆プランでは具体的な疾患名を挙げプランを組み立てる．多くの鑑別の中でも自分の中で順位付けをする．

◆ 不明熱は年齢で鑑別が変わってくる．鑑別では年齢，性別，症状の推移を考えながらプレゼンしよう．

症例紹介〜プレゼンテーションに至るまで

　Tさんは84歳の男性．65歳までは旅館経営をしていたが，それも息子さんに譲り，のんびりと暮らしていた．1年ほど前から歩いた際に疲れやすくなっていることに気づいた．また，かかりつけの近医で半年に1度血液検査を受けていたが，半年ほど前より炎症反応高値，Alb低値を指摘され抗菌薬を投与されていた．しかし，血液検査異常が持続したために，当院総合内科を紹介された．

【主訴＆患者背景】

研N「よろしくお願いします．全身倦怠感と炎症反応高値を主訴に来院し，精査目的に入院した84歳男性です．

患者さんは奥さんとの2人暮らしでADL自立の男性です．職業は60歳まで旅館経営をしていましたが，現在は退職しています．飲酒歴なし，若い頃は喫煙していたが今は禁煙しているとのことですが，詳しい本数・年は不明です．

既往歴に糖尿病，高血圧，脂質異常症はありません．22年前に脊髄腫瘍の手術，3年前より白内障，慢性胃炎，1年前より前立腺肥大を指摘されています．また半年前より疲労時に咳，痰，むせを生じることがあり，胸部CT上気管支拡張症との診断を受けています．家族歴としては父母ともに脳梗塞とのことです．内服薬は酸化マグネシウム，ガナトン®，ムコスタ®，エクセグラン®，ハルナールD®が処方されており，サプリメントや漢方は飲んでいません．」

プレゼンのポイント

最初に簡単に1文サマリーを述べることで聴衆はどのような患者かをイメージし聞くことができる．1文でまとめることはショートプレゼンテーションの際にも使うため，いつもまとめることができるよう心がけてみよう．

【現病歴】

研N「現病歴は本人から聴取しました．以前は元気に毎日を送っていたそうですが，1年ほど前から全身倦怠感が強くなり，歩く際にすぐ休むようになり，普段も横になる時間が増えました．当院外来に来た経緯としては半年に一度かかりつけの開業医で血液検査を受けており，6か月前の血液検査でCRP高値，Alb低値を指摘された

ため抗菌薬が投与されていました．しかしその後も血液検査異常が持続したために当院総合内科外来を紹介されて受診しました．原因精査目的に入院となりました．経過を通じて熱感の自覚はありませんでしたが，入院時に自覚なく体温が 38.5℃あったことから，今までも熱があった可能性はあり不明熱の可能性があります．また食事量も以前の半分ほどに落ち，体重も半年で 6 kg 減少しています．現病歴までは以上です．」

司会 Y「既往に脊髄腫瘍，白内障，慢性胃炎，前立腺肥大のある 84 歳男性です．

1 年前からの全身倦怠感，6 か月前からの炎症反応高値，Alb 低値で入院となりました．現病歴まで質問，コメントはありますか？」

上 I「まず初めに現病歴に『不明熱の可能性があります』といったプレゼンがありましたが，それは先生の病状に対するアセスメントの表現だと思います．現病歴の段階で自分のアセスメントを述べると，プレゼンを聞く聴衆の捉え方に影響を与えてしまいがちなので，注意が必要です．」

研 N「わかりました．」

上 I「また，このプレゼンだと具体的な症状や症状の進行がわかりませんね．本人から具体的な全身倦怠感のエピソードは聞いてますか？」

研 N「歩く際に疲れやすかった，立って話をするのもつらい．あ，あと 2〜3 か月前からは歩く際に力が入らず真っすぐ歩けない，寝ている姿勢から起き上がりにくくなったと言っていました．」

上 A「全身倦怠感には多種多様な原因があります．①筋力低下，②労作時呼吸苦，③体重減少などの消耗，④発熱，⑤抑うつ気分，不眠，⑥これらの以外の倦怠感，などといったようにね．これらを問診で聞き出す努力をすれば全身倦怠感から具体的な症状に迫れるね」

上 S「症状の進行についてですが，もともとの ADL と今の生活状

況，そして症状の進行，つまり onset to peak を教えてくれるかな？」

研N「もともと ADL は完全自立の方で 1 年前はゴルフのラウンドを回れるくらいでしたが，今は日中はほとんど臥床しています．症状は 1 年かけて徐々に進行してきています．」

上S「慢性の経過ということだね．だいぶ患者像がイメージできてきました．生活状況は ECOG（Eastern Cooperative Oncology Group）で担癌患者の場合に使われる Performance Status（PS）で表すといいですよ．聴衆がイメージしやすいので．」

研N「それだと現在の PS は 3 ですね．」

上S「患者さんの生活歴について，この場合はもう少し詰めておく必要があるね．例えば海外渡航歴やペット飼育歴，歯科治療歴はありますか？」

研N「20 年前までは世界中を旅行していたそうですが，ここ 5 年は海外には行っていないそうです．ペットは飼っていません．歯科治療歴もありません．」

上I「以前抗菌薬が入っていたということですが，種類は何でしたか？」

研N「キノロン系が入っていたということです．」

上I「感染症を鑑別に考えるうえで以前の抗菌薬投与歴は大事です．キノロン系の場合は結核がマスクされている可能性がありますね．」

上A「性交歴や同性愛の可能性は聞けていますか？」

研N「まだそこまでは聞けていません．」

上A「HIV や梅毒を鑑別に入れる際は大事な問診だね．急いで聞かなくてもいいので，患者との信頼関係を築きつつ聞いておいてください．」

153

上A「またこのように症状がはっきりしない症例はROS（review of system）が重要になります．鑑別を考えながらROSを取り，陽性症状/陰性症状に分けてプレゼンするといいですよ．体重減少以外のB症状はどうですか？」

研N「盗汗はなかったようです．発熱は測っていなかったようで不明です．」

上S「悪寒，戦慄は？」

研N「悪寒，戦慄は認めていません．」

上S「体重が減ったということだけど，食事量はどうでしたか？」

研N「食事量は以前の半分くらいに減ったということです．食べていると疲れてしまい，また固い物が食べられなくなったと言っていました．」

上I「それは顎跛行の可能性があるね．頭痛や視力低下，また膠原病を思わせるような関節痛，朝のこわばり，しびれはありませんでしたか？」

研N「頭痛はありませんでした．訴えてはいませんでしたが視力，関節痛，しびれについては聞けていません．」

上S「側頭動脈炎の頭痛に対する問診はどうやって取りますか？」

研N「『頭痛はありませんか？』じゃだめでしょうか…？」

上S「側頭動脈炎では櫛をといだり手櫛をした際に側頭部が痛くなることがあります．また，一過性に目が見えなくなるような症状（一過性黒内障）を伴う頭痛の場合には側頭動脈炎を強く示唆します．1度聞いてみてください．」

プレゼンのポイント

①現病歴の問診では症状の onset to peak を述べることが大切である．1日で症状が完成したのか1か月か1年かで鑑別は大きく変わってくる．この患者では易疲労感や筋力低下の症状は1年程度かけて完成したようである．もともとの ADL，現在 ADL，performance status（PS）が述べられると患者の生活状況，症状の進行度がわかりイメージがつきやすくなる（PS については，51 頁参照）．

②不明熱では薬剤歴，ペット飼育歴，海外渡航歴も重要な情報である．これらからは特異的な情報が得られることがあるため，できるだけ聞いておく必要がある．薬剤歴ではサプリメントのみならずインターネットなどで購入できる漢方・やせ薬などもチェックが必要である．ペットは Q 熱，cat-scratch-disease，寄生虫など人畜共通感染症を疑う際に問診が必要である．近年の海外渡航歴があれば，デング熱・腸チフス・マラリアなどの渡航関連感染症も考慮するべきである．

③上級医が述べているように，このような症状がはっきりせず不明熱を思わせる患者の現病歴では ROS が重要となる．全身症状（睡眠，体重，発熱，悪寒，戦慄，寝汗）→皮膚（皮疹，黄疸）→頭部→眼→耳→口腔咽頭（咽頭痛，口内炎）→頸部→呼吸器（咳，痰，息切れ）→心血管系（胸痛，起座呼吸，発作性夜間呼吸困難）→消化器（腹痛，下痢，黒色便）→泌尿器（排尿時痛，残尿感，頻尿）→生殖器→関節，四肢（浮腫，関節痛，レイノー症状，光線過敏症）と身体所見を取るように系統立てて考え，自分で不明熱の鑑別診断を考えながら取捨選択して述べるとよい．

改善例

「現病歴は本人から聴取しました．以前はゴルフのラウンドを回れるほど元気でしたが，1年ほど前から疲労感が強くなってきました．具体的には今まで歩けていた 400～500 m 程の距離も疲労感のため休憩を取る必要が出てきたり，また立って話をするのも辛く

なりました．これらの症状は徐々に増悪しており，2〜3か月前からは歩く際に大腿，下腿に力が入らず真っすぐ歩けない，臥位から起き上がる際に時間がかかるなどの症状も出現，今では200〜300m歩いたり階段の昇り降りも辛くなりました．現在は全身倦怠感が強くperformance statusは3程度に低下しています．

患者さんは半年に一度かかりつけの開業医で血液検査を受けていますが，3か月前の血液検査でCRP高値，Alb低値を指摘され抗菌薬を投与されていました．しかしその後も血液検査異常が持続したために当院総合内科外来を受診．原因精査目的に入院となりました．

review of systemとしては陽性症状として体重減少，両下腿の浮腫があります．体重は半年で6kg減ったとのことです．また熱感の自覚はありませんでしたが，入院時に自覚なく体温が38.5℃あったことから今までも熱があった可能性はあります．食事量は以前の半分程度にまで落ち，硬いものを食べる際に顎が疲れやすいといった症状があります．悪寒，戦慄，盗汗はなく，咳・痰の増加，喀血，血痰といった呼吸器症状，下痢・腹痛などの腹部症状はなく，排尿時痛・頻尿・残尿感といった膀胱刺激症状もありません．また膠原病を示唆する関節痛，光線過敏症，レイノー症状，口内炎もありません．現病歴までは以上です．」

【身体所見】

司会Y「では続いて身体所見をお願いします．」

研N「身長163cm，体重が43kg，BMIが16.1です．
入院時バイタルが血圧116/58，脈拍95の整，体温が38.5℃，呼吸数が18回でした．
appearanceはnot so illで意識清明．眼瞼・眼球結膜やや貧血あり，黄疸なしで，咽頭・口腔は発赤なく舌は湿っており，口内炎もありません．

頸部ですが甲状腺大なく，頸動脈雑音を聴取しません．リンパ節腫脹は腋窩，鼠径部含めてありませんでした．

心臓はⅠ音，Ⅱ音減弱亢進なくⅢ音，Ⅳ音聴取しません．心雑音なしです．肺ですが呼吸音は両側減弱，crackle は認めません．

腹部は平坦・軟で腸蠕動音正常，腫瘤・圧痛はありません．肝脾腫なく肝叩打痛ありません．Murphy 徴候もなく，Traube 三角は鼓音でした．

四肢と皮膚ですが，両下腿に pitting-edema を認め，pitting recovery time は 40 秒以下でした．両側の大腿から下腿にかけて筋把握痛がありました．皮疹はありませんでした．直腸診では前立腺が触れましたが圧痛・熱感なく，タール便，鮮血便もありませんでした．

また，筋力低下がありましたので神経学的所見ですが運動機能については pronator drift は陰性，Mingazzini も陰性でした．上肢は full，下肢は腸腰筋，大腿四頭筋，ハムストリングスが軽度低下で 4+/4+．それ以外は下肢も full でした．

脳神経はⅡ-Ⅻまで正常．嚥下障害や構音障害ありません．感覚は温痛覚，振動覚，位置覚異常ありません．反射ですが特に左右差なく，Babinski 反射などの異常反射もありませんでした．身体所見までは以上です．」

司会Y「身体所見までで，質問・コメント等ありますか？」

上S「筋把握痛は他の部位にはありませんでしたか？」

研N「肩や臀部に圧痛はありませんでした．」

上S「両肩の挙上困難が PMR（リウマチ性多発筋痛症）で出ることもあります．PMR に高率で合併するといわれている側頭動脈炎を考えて側頭動脈の怒張，圧痛は取りましたか？」

研N「見ていません…．また見ておきます．」

上I「手掌のJaneway斑や指先のOsler結節，爪の線状出血や結膜出血は？」

研N「確認できていません….」

上I「これらは感染性心内膜炎を鑑別に考えるうえで大事なので見ておいてね．ちなみに膿瘍を考える場合は叩打痛が重要になってきます．肝臓や脊椎に注意してね．」
「陰部は見ましたか？」

研N「見ましたが，特に潰瘍などはありませんでした．」

上I「よく見てるね．多発性結節性動脈炎（polyarteritis nodosa）やリンパ腫では睾丸痛が出ることもあるので注意しておいてね．」

プレゼンのポイント

　陽性症状だけではなく，陰性症状も述べられている良いプレゼンである．

　身体診察では漫然と上から下へと取るのではなく，鑑別診断を思い浮かべながら取ると詳細に取ることができる．不明熱の場合，鑑別は大きく①感染症，②膠原病，③腫瘍，④薬剤熱に分けることができるので，それらの具体的な疾患名を頭に思い浮かべながら取ろう．

【検査所見】

司会Y「では検査所見をお願いします．」

研N「検査所見です．Hb 9.0 g/dL，Ht 28.2%，MCV 88 fl，WBC 9,200/μLで分画がLymが11.4%，Monoが5.7%，Eosが2.5%，Basoが0.4%，N-Segが80.0%でした．
CRP 10.2 mg/dL，血沈60分値>100 mm，PCT<0.1でした．

BUN, Cr が 17.7 mg/dL, 0.6 mg/dL．Na/K/Cl が 137/4.6/102 mEq/L．Ca/P が 8.5/3.4 mg/dL で，TP/Alb が 6.4/2.6 g/dL より，補正 Ca は 9.9 mg/dL です．
LDH/AST/ALT が 140/21/9 U/L．T-Bil は 0.4 mg/dL です．
γ-GTP/ALP は 13/202 U/L です．IgG/IgM/IgA は 1,274/302/67 mg/dL で，補体は CH50 38.8 U/mL，C3/C4 が 110.9/17.4 mg/dL でした．
尿検査ですが，麦わら色の混濁なし，比重 1.025, pH 6.0, タンパク（1＋）30 mg/dL, 糖（－），鮮血（－），RBC 2〜4, WBC 2〜4/400 倍率でした．」

> **プレゼンのポイント**
>
> 　免疫グロブリンが Monoclonal に増加していたり，全体的に低下している場合は多発性骨髄腫を鑑別に入れる．

【画像所見】

司会Y「検査所見までで質問ありますか．ないようでしたら画像をお願いします．」

研N「はい，まずは胸部単純 X 線写真ですが，側彎などなく骨・軟部陰影に異常ありません．CTR は 46％で正常範囲内．縦隔・気管・気管支に偏位なく肺尖部に異常ありません．大動脈，横隔膜陰影も最後まで追うことができます　横隔膜の平定化が見られます．肺野に異常陰影もありません．
続いて胸部 CT ですが両側肺尖部に胸膜肥厚を認めます．両側下葉 S6,9,10，右上葉 S2 に囊胞状の気管支拡張，また壁の肥厚を認め，慢性炎症と考えられます．画像までは以上です．」

> **プレゼンのポイント**

　　胸部単純X線写真も漠然と読むのではなく，体系立てて毎回読む事が見逃しを防ぐ．プレゼンテーションでもこの順に所見を述べるとよい．
≪胸部単純X線の読む順番≫
　骨・軟部陰影（側彎，骨折，脱臼など）→心陰影（CTR）→縦隔，気管気管支の偏位→肺尖部（胸膜肥厚，空洞影は？）→（大動脈陰影，横隔膜陰影は追うことはできるか）→両肺野（左右差は？骨同士が重なる部分は見逃しやすいので注意しながら読む）→心陰影の裏に浸潤影はないか→両側C-P angle． →症例2：市中肺炎で緊急入院した80歳女性参照 ．

【初回アセスメント＆プラン】

司会Y「では初回アセスメント＆プランをお願いします．」

研N「はい，プロブレムリストですが，#1 抗菌薬で改善しない体重減少を伴う炎症反応高値と発熱，#2 全身倦怠感，#3 咳，粘稠痰，#4 浮腫（fast-pitting-edema），#5 貧血，を挙げました．
プロブレム#1ですが定義は満たしていませんが不明熱のカテゴリーで考えました．不明熱の鑑別は大きく感染，膠原病，腫瘍，薬剤に分けられます．感染症については背景に気管支拡張症があるので，肺の関与を考えて痰培養を出す予定です．膠原病については各種抗体マーカーを出します．腫瘍については造影CTでチェック予定です．薬剤性の可能性もあるので，止められる薬は止める予定です．
またプロブレム#2ですが，筋力低下は軽度であり，MMTは4+程度なので，慢性炎症による消耗性の要素が強いと考えています．
プロブレム#3の粘稠痰，咳ですが，気管支拡張によると考えてい

ます．現在は症状が落ち着いているため経過観察とします．痰培養などで菌が検出されれば治療していく方針です．

プロブレム#4の浮腫についてはPRTからも低Albによるものと考えています．

またプロブレム#5の貧血は小球性で状況からは慢性炎症性と考えています．TIBC，UIBC，フェリチンを測定し確かめる予定です．以上です．」

司会Y「全体を通じて何か質問，コメント等ありますか？」

上A「で，先生は今回の病態の原因に何を1番に考えてるの？」

研N「うーん．順位ですか…．」

上A「こんなふうに鑑別がたくさん挙がるときは自分の中で順位をつけとくことが重要だよ．不明熱の場合は年齢で鑑別の順位が変わるから意識しよう．この患者さんでは顎跛行もあるし年齢から考えても膠原病で，その中でも側頭動脈炎が1番に考えられるね．」

上A「問診や身体診察では側頭動脈炎の可能性がかなり高いとは思うけれど，治療としてステロイドを用いる際には血流感染症や実質臓器の膿瘍などの細菌感染や，結核の除外が必要だね．血液培養2セットと腹部エコー，ツベルクリン反応のチェック，怪しければ喀痰抗酸菌培養はしてもいいでしょう．」

「腫瘍はどうですか．不明熱で頻度の多い腫瘍は？」

研N「…？」

上A「白血病やリンパ腫といった血液疾患や腎細胞癌，肝細胞癌，大腸癌では熱が出ることが多いです．大まかに腫瘍ではなく何の腫瘍かを考えながら検査をオーダーしましょう．

また膠原病は年齢，性別で頻度を考えるのが大切．65歳以上の高齢者では先ほど挙げた側頭動脈炎以外ではPMR，Wegener肉芽

腫，多発性結節性動脈炎などが多くなります．」

上A「各種検査をつくしても診断がつかない場合はどうしますか？」

研N「きちんと検査をして診断がつかなかった不明熱は予後がいいと聞いてますが…」

上A「よく知ってるね．種々の検査をしても診断のつかない不明熱は20％程度あると言われており[1]，その予後は良好です．患者にもきちんとそのことを説明しておくことは大切だよ．」

プレゼンのポイント

散漫になりがちな不明熱のプレゼンテーションであるが，鑑別診断を具体的に挙げていくことでそうなることを防ぐことができる．また，鑑別もただ並べていくのではなくて，自分がその中でもどの疾患の可能性が高いと考えているかを意識し述べると，より自分の考えが伝わる．

また不明熱では年齢で鑑別が変わる．不明熱の定義（①38.3℃以上の発熱，②3週間以上持続，③1週間の入院精査でも診断がつかない発熱）を満たす患者の統計では，65歳以下ではウイルス性が多いのに対して，65歳以上では膠原病の割合が増え，その中でも側頭動脈炎の割合は高く全体の17％を占めるという．感染症では結核，膿瘍，感染性心内膜炎，腫瘍ではリンパ腫，多発性骨髄腫，大腸がんなどが挙がった（表13-1）[2]．

各種検査を行っても診断がつかない不明熱は10～30％あるといわれている．そのような患者は自然に治っていくことも多く（51～100％），発熱が続くことも少ない（0～30％）[3]．

改善例

「プロブレム #1 ですが，定義は満たしていませんが不明熱のカテゴリーで考えました．不明熱の鑑別は大きく感染，腫瘍，膠原病，薬剤に分けられます．84歳という年齢を考えると頻度的にまず膠原病を考え，顎跛行があり年齢も考えると側頭動脈炎を一番に考え

表 13-1　65歳以上の高齢者と若年者における不明熱の鑑別の比較（数値データは Knockaert らのスタディー〈JAGS 1993；41：1187-1192〉より）[2]

鑑別診断	高齢者 (n=47)	若年者 (n=152)
感染症	12 (25)	33 (21)
膿瘍	2	6
感染性心膜炎	1	2
結核	6	4
ウイルス感染	1	8
膠原病	15 (31)	27 (17)
腫瘍	6 (12)	8 (5)
Miscellaneous	5 (10)	24 (15)
薬剤熱	3 (6)	3 (1)
習慣性高体温	0	5 (3)
詐病	0	7 (4)
原因不明	6 (12)	45 (29)

Miscellaneous：その他…肺塞栓，甲状腺機能亢進症，亜急性甲状腺炎を含む．（％）

ました．診断基準に当てはめていき，側頭動脈エコーや生検可能な部位を探していきます．他の膠原病では Wegener 肉芽腫，多発性結節性動脈炎を考え，各診断基準や抗体マーカーを提出予定です．また感染症については肺気腫をベースとした結核や真菌症，また感染性心内膜炎，膿瘍などが考えられます．血液培養 2 セット×2 回と腹部造影 CT を行い，膿瘍のチェック，結核については胸部 CT，ツベルクリン，喀痰 3 連続培養を行います．
腫瘍については腎細胞癌，肝細胞癌，白血病，リンパ腫が鑑別に挙がります．造影 CT，s-IL2-Receptor 測定，必要があれば骨髄生検を行います．鑑別の順位としては①側頭動脈炎，②結核，③リンパ腫と考えています．」

（入院後，感染の除外のために血液培養 2 セットと腹部エコー，また結核を考慮しツベルクリン反応，クオンティフェロン，痰培養が行われたが，いずれも陰性であった．また詳しい問診を行ったところ，食事時に長く噛んでいると顎が疲れてくるという顎跛行と思われる

症状が確認できた.

眼症状検索目的の眼科受診にて眼底血管の血管炎症状と考えられる狭小化が認められ,側頭動脈生検にて多型核巨細胞をもつ肉芽腫性病変が見られた.ステロイドが50 mg/dayで開始され,症状は寛解した.)

〈引用文献〉

1) Mourad O, Palda V, Detsky AS：A Comprehensive Evidence-Based Approach to Fever of Unknown Origin. Arch Intern Med 163：545-551, 2003.
2) Knockaert DC, Vanneste LJ, Bobbaers HJ：Fever of Unknown origin in Elderly patients. J Am Geriatr Soc 41：1187-1192, 1993.
3) Tal S, Guller V, Gurevich A and Levi S：Fever of unknown origin in the elderly. J Intern Med 252：295-304, 2002.

〈参考文献〉

・清田雅智編：不明熱を診断する! これがわかれば迷わない原因検索のためのアプローチ.レジデントノート 12：606-657, 2010.
・山中克郎,澤田覚志：UCSFに学ぶできる内科医への近道 第3版.南山堂, 2009.

【担当： 長野広之　佐田竜一】

クリニカルパール

「膠原病診療では,つねに「病態」を考えること」

膠原病診療では,枠にとらわれた「疾患」を考えるのではなく「病態」を考えること.診断の「枠組み」は勝手にヒトが考え出したまで.「膠原病の病態」は,元来オーバーラップするものであり,フレキシブルに「疾患の本態」を理解すること.繰り返しになるが,「枠組み：診断名」にこだわらない…,とくに「○×症候群」には….

八田和大(総合診療教育部　部長)

応用編 症例14　治療のその後…85歳男性
誤嚥性肺炎

　初期研修も半年が過ぎると病棟業務にも次第に慣れていき，手技・治療ともに研修初期の頃と比べると自信がついてくる．そのため『病気』にどうしても目が向きがちになるが，常に忘れてはならないのは，私たちは病気ではなく患者を相手にしているのだということである．

学習のポイント
- ◆ 高齢者特有のプレゼンがいえる．
- ◆ 誤嚥性肺炎のプレゼンがいえる．
- ◆ 高齢者の入院では，患者背景や介護環境にも留意する．

症例紹介〜プレゼンテーションに至るまで

　Yさんは老人保健施設に以前入所していたが，在宅に戻ってからADLの低下を認め，入院前日に発熱・喀痰の増加を認め緊急入院となった85歳男性．
　総合内科研修8か月目の一年次研修医のK君が担当となった．

【主訴＆患者背景】

研K「おはようございます．昨日緊急入院となった患者さんです．Yさん85歳男性で，主訴は発熱・喀痰の増加です．」
「患者背景です．ADL全介助の妻・娘夫婦と孫との5人暮らし．既往歴に十二指腸潰瘍・胆石症・胆管炎があり，服薬歴としてプルゼニド®，ロルカム®，ムコスタ®，ウルソ®，ガスター®を内服しています．」

【現病歴】

研K「現病歴です．患者の妻より聴取しました．以前は老人保健施設に入所していて，入院3か月前までは車椅子移動を中心に，たまに歩いていたとのことです．その後，別の老人保健施設に移ってから，だんだんと食事量が減少し，ベッド上の生活が多くなってきました．施設からは老衰のためと言われ，食事はミキサー食を摂っていました．入院2か月前より老人保健施設から在宅療養に移行し，ベッド上での寝たきりの生活が中心となり，食事もほとんどできていない状況になりました．また週2回の訪問介護を受けていました．入院前日，訪問看護師に痰の量が多いと言われ，夜に38℃の発熱を認めました．しかし，その後も喀痰の量の増加を認め，呼吸が切迫してきたため家人が心配して救急車を要請，当院へ搬送され，即日入院となりました．

review of system ですが，陽性所見としては発熱・咳・痰・食事時のむせを認めています．陰性所見としては，悪寒・戦慄・頭痛・胸痛・腹痛，下痢・排尿時痛・頻尿は認めていません．」

司会N「老人保健施設に入所の既往のある ADL 全介助の 85 歳男性が発熱・喀痰の増加があったため，救急車にて搬送され緊急入院となりました．現病歴までで質問・コメント等ありますでしょうか？」

司会N「ないようですので，それでは身体所見をお願いします．」

プレゼンのポイント

　高齢者のプレゼンテーションでは患者背景は特に重要である．同居人やキーパーソン，普段の ADL を把握することは，プレゼンテーションを聞いている聴衆に対しどのような患者かイメージさせるために大切な情報である．

【身体所見】

研K「身体所見です.身長160 cm,体重41 kgで,入院時のバイタルサインは体温37.6℃,心拍数92 bpm整,血圧130/75 mmHg,呼吸回数20回/分,SpO$_2$ 98%(酸素マスク5 L/分下)です.
全身状態はnot so well,意識はdrowsyでGCSはE4V1M5,眼瞼結膜の貧血あり,眼球結膜の黄疸はありません.口腔・咽頭発赤なく舌は乾燥.頸部ですが,甲状腺腫大なし,血管雑音聴取しません.内頸静脈の臥位での虚脱は認めませんでした.項部硬直も認めませんでした.心音ですがⅠ音,Ⅱ音減弱亢進なくⅢ音,Ⅳ音聴取しません.腸蠕動音は正常です.肺野ですが左下肺野にて断続性ラ音を聴取しました.腹部ですが平坦・軟で,腸蠕動音正常で,腫瘤,圧痛は認めません.肝脾腫なく肝叩打痛ありません.四肢と皮膚ですが,ツルゴールの低下および腋窩の乾燥を認めました.褥瘡は認めませんでした.シェロングテストを行い,臥位125/63 mmHg,座位106/57 mmHgのため陽性と取りました.身体所見までは以上です.」

司会N「身体所見までで質問・コメント等ありますでしょうか?」

上H「断続性ラ音の聴診の範囲は?」

研K「え…っと……」

上H「先生〜〜,断続性ラ音のある・なしを言うだけじゃ,CRPが陽性だ陰性だと言っているのと全く同じレベルなんだから.範囲を聴かないと治療が効いてるか判定できないよ.」

> **プレゼンのポイント**
>
> 断続性ラ音や捻髪音は聴き分けられると確かにカッコイイ.しか

しなかなか判別が難しいことも多い．ここで重要なのがラ音の聴診範囲である．肩甲骨下縁は Th10 など解剖学的に目印となるもので大体の範囲をカルテに記載しておくことは，加療を開始した際の効果判定において重要となる．

【検査所見】

司会N「その他ありますか？それでは検査所見をお願いします．」

研K「検査所見です．Hb 9.8 g/dL，Ht 30.6%，MCV 99 fl，Plt 105,000/μL，WBC 8,300/μL，CRP 4.1 mg/dL，BUN 23.5 mg/dL，Cr 1.3 mg/dL，Na 135 mEq/L，K 4.4 mEq/L，Cl 104 mEq/L，Glu 135 mg/dL，TP 5.0 g/dL，Alb-G 2.0 g/dL，LDH 236 U/L，AST 34 U/L，ALT 22 U/L，T-Bil 0.9 mg/dL，ALP 342 U/L，Ca 7.5 mg/dL です．
血液ガスですが，酸素マスク 5 L/分投与下です．pH 7.411，PCO_2 39.2 mmHg，PO_2 179.5 mmHg，BE-0.2 mEq/L，HCO_3 24.3 mEq/L，AG 6.7 mEq/L です．
低酸素血症と解釈しました．
グラム染色です．喀痰の性状は P3（Miller & Jones の分類），Geckler 分類 3 群でした．グラム陰性桿菌 / グラム陽性球菌と雑多な菌および好中球の集まりの中に扁平上皮を認め，誤嚥の所見ととりました．尿中迅速抗原検査で肺炎球菌抗原の陽性を認めました．
検査所見までは以上です．」

プレゼンのポイント

喀痰の性状は大切である．検体が良くない唾液だけの喀痰は評価の対象にならないことを知っておこう．

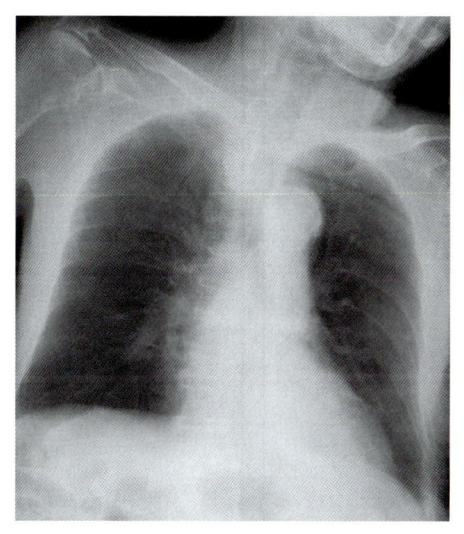

図 14-1　胸部単純 X 線写真

【画像所見】

司会N「検査所見までで質問・コメント等ありますか？」
「それでは画像をお願いします．」

研K「画像です．ポータブル座位 AP の胸部単純 X 線写真です（図 14-1）．骨・軟部陰影の異常なく，気管・気管支の偏位を認めません．心拡大認めません．肺野に関しては，左下肺野に浸潤影を認め，大動脈陰影および心臓の裏側の血管影が追えず，シルエットサイン陽性です．左下葉の肺炎と考えました．聴診所見と一致します．画像所見までは以上です．」

司会N「画像までで質問・コメント等ありますか？」
「それでは初回アセスメント＆プランをお願いします．」

【初回アセスメント＆プラン】

研K「アセスメント＆プランです．プロブレムリストですが #1 発熱・喀痰の増加・呼吸不全，#2 脱水を挙げました．

プロブレム #1 に関しては，2 か月前に介護施設に入所していたため，NHCAP (Nursing and Healthcare associated pneumonia) ＝医療・介護関連肺炎と考えました．CURB-65 でスコア 3 点です．グラム染色・胸部 X 線・現病歴・身体所見より誤嚥性肺炎と考え，ABPC/SBT 1.5 g 8 時間ごとを開始しました．期間としては解熱後 3 日までを考えています．

プロブレム #2 に関しては，介護施設から自宅に戻ってから十分な食事を摂取できていなかったことと肺炎による炎症による脱水を考え，生食 500 mL の補液を開始しました．意識状態が回復後，飲水テストを行い，問題なければとろみ食より食事を開始する予定です．」

上H「NHCAP の治療は CAP の治療とどう違うの？」

研K「NHCAP では，MRSA，緑膿菌，アシネトバクターなどの耐性菌が検出される頻度が高くなります．また，ADL の悪い例や合併症を持つ例が多いため CAP に比して予後は不良です．本例では先行する抗菌薬投与や経管などのヒストリーもないため，CAP と同様の起因菌の可能性が高いと考え ABPC/SBT を選択しました．」

司会N「全体を通じて質問・コメント等ありますか？」

上H「治療が終わった後はどうするん？」

研K「あまり考えていませんでした．」

上H「この患者さんの介護認定は？」

🧑‍⚕️ 研K「…聞いていません.」

🧑‍⚕️ 上H「先生な,ばい菌を治療してるわけじゃなくて,患者さんを治療しているわけやろ? この患者さんずっとこの病院にいるの? 違うやろ.今後,この患者さんは誤嚥性肺炎とか尿路感染症とかを繰り返す可能性が十分考えられて,自宅でのケアが困難となる可能性が高い.実際に施設から在宅に移ってから ADL も低下したんでしょ? 家族と本人が在宅を希望するなら介護認定を申請してサービスを受けられるようにしないといけないし,在宅を考えていないなら療養型の病院なり施設なり次の行き先を調整していかないと.」

🧑‍⚕️ 研K「…はい.」

プレゼンのポイント

　高齢者の入院が増加している昨今,病院での治療後の次の受け入れ先の確認と確保は非常に重要であり,また最も調整が難しいところである.地域医療連携室,ケアマネジャー,看護師など多業種の方と手を組んで退院後,患者と家族にとって一番幸せな方法を模索していくことがますます重要になってくると思われる.今後,要介護度,基本的 ADL(食事,排泄,整容,着衣,移動)の程度,キーパーソンなど患者さんの社会的資源に関する情報などが,高齢者の患者背景において必須項目となるだろう.

　介護保険の主治医意見書は,自由記載の欄にできるだけ書いたほうがいい.高い介護度が難しい場合でも,自由記載の内容を根拠に介護度を下げることがある.何も書いていなければ,それができないのである.

　後日,介護認定を申請し,要介護5を取得.家人より,今後も誤

嚥性肺炎を繰り返す可能性が高いことを説明すると，自宅で看ることは困難であるとの申し出があった．療養型病院への入院を希望されたため，退院後にいったん自宅に戻り待機する方針となった．その間，介護認定を用いて電動ベッドなど自宅環境の整備を行った．

〈参考文献〉
・医療・介護関連肺炎（NHCAP）診療ガイドライン作成委員会：医療介護関連肺炎（NHCAP）診療ガイドライン．日本呼吸器学会，2011．

【担当： 上戸　賢　　日和良介】

クリニカルパール

「迷うなら行いましょう．そしてそれを振り返り，明日につなげてください」

研修医時代，死期が迫った患者の診療において，侵襲的な検査や治療を行うべきなのか，差し控えるべきなのか迷うことがあります．このような状況においては，私はこう指導します．

「その医療行為を行わないほうが，患者にとって有益だと確信できるなら差し控えるべきです．しかし，迷うのであれば，その医療行為を行うべきです．そして，その医療行為が患者にとって有益であったかを振り返り，明日の診療に生かしてください．」

次橋幸男（総合診療教育部　医員　兼　在宅世話どりセンター　医員）

応用編 症例15　意識障害で緊急入院となった80歳女性
肝性脳症

　意識障害は，その重症度にかかわらず緊急事態である．意識障害の鑑別は多岐にわたるが，可能な範囲での病歴聴取，身体診察，臨床検査を系統的に行い，プレゼンテーションすることで，患者の生命を救い得る決断を早期に，確実に行うことができる．

　逆に言えば，意識障害のプレゼンテーションを学ぶ意義は，実際に意識障害の患者を目の前にした際に系統的アプローチができるようになることである．意識障害の体系的考え方を身につけることで，的確な検査と治療を早急に始めることができる．

学習のポイント

◆ 意識障害の患者のプレゼンでは，
① 意識が障害されているかどうか，
② 呼吸と循環が保たれているかどうか，
③ 器質的脳疾患（脳を直接的に損傷する出血，梗塞など）か代謝性脳疾患（低血糖や電解質異常など）か，
④ 緊急で治療介入を必要とするかどうか，
の順に述べていく．これは実際に目の前にいる意識障害の患者を評価していく流れに沿っている．

◆ 意識障害の臨床診断の基本は病歴聴取と身体診察である．まず病歴と身体診察から器質的脳疾患なのか代謝性脳疾患かに振り分け，さらに鑑別を進めるような検査をプレゼンする．

◆ 意識障害患者のプレゼンでは，普段の生活，既往歴，内服薬の確認，情報源と信頼度は重要である．

◆ 意識障害の患者でも取れる神経学的所見（対光反射や頭位変換眼球反射，眼球の偏位，筋緊張と反射，刺激に対する反応）は必ず述べる．

◆ 脳波は意識障害に関するさまざまな情報を教えてくれるので，勉強しておこう．

症例紹介～プレゼンテーションに至るまで

　Aさんは80歳の女性．普段は訪問介護やデイサービスを利用しながら暮らしていた．脳梗塞で車椅子生活の長男と2人暮らし．週に1度は近所に住む長女が様子を見に訪問したり，食事を一緒に取ったりしており，ここ数年は大きな怪我などもなく安定した生活を送っていた．本日も長女が訪問し一緒に食事を食べていたが，（よく箸を落とすなぁ，認知症が進んでいるんだろうか）などと長女が思っているうちに，自分では立ち上がることができなくなり，意識も朦朧としているように見えたので，救急車を要請した．

【主訴＆患者背景】

　研1「意識障害を主訴に救急車搬送され，精査加療のため入院となった80歳女性です．
　患者背景です．ADLは歩行器歩行，食事と排泄は自立していました．脳梗塞により車椅子生活の長男と2人暮らしで，平日は訪問介護やデイサービスを利用していました．飲酒歴，喫煙歴はありません．既往歴に高血圧と糖尿病があり，ループ利尿薬，スピノロラクトン，DPP4阻害薬，スルホニル尿素薬を内服していました．」

プレゼンのポイント

　研修医 I 君の患者背景は簡潔ではあるが，述べられなくてはならない患者背景についてきちんと問診できている．
　意識障害においては，既往歴や内服薬の重要性が大きく，正確に聴取してプレゼンテーションせねばならない．例えば既往に糖尿病などの慢性疾患を持っていると，低血糖や脳梗塞などの可能性が高くなる．また，既往に精神疾患があれば，薬物中毒やヒステリーな

どを考慮する必要がある．

【現病歴】

研I「現病歴です．入院前日までは食事と歩行は可能であったようです．入院当日の朝，長女と次女が訪問すると，うまく受け答えできない，介助なしには立ち上がれない，箸を持てないという状況であったため，救急車を要請し，緊急入院となりました．」

司会E「既往に高血圧と糖尿病のある80歳女性の方が，入院当日からの意識障害で緊急入院となりました．現病歴までで質問・コメントはありませんか？」

上T「この病歴は誰から聴取して，信頼性はどの程度ありますか？」

研I「長女から聴取しており，1週間に1度訪問しているとのことです．」

上T「それではいつから症状が出たのかはわからないね．意識障害の鑑別では，突然発症なのか，緩徐発症なのかは重要だよね．長男が同居しているとのことだったよね．長男に異変に気づかなかったか問い合わせてみてはどうでしょうか．」

研I「そういえば3日前に，普段は自己管理できている薬を飲み間違えていたと介護福祉士から報告を受けたそうです．長男にも問い合わせておきます．」

上T「重要な情報だね．長男にも聞いておいてね．あと最近の外傷や，頭痛・脱力などの訴えはありましたか？」

研I「それも確認しておきます．」

> **プレゼンのポイント**

意識障害のプレゼンテーションでは情報源と信頼度を述べる．当然のことではあるが，意識障害患者が病歴を話すのは困難である．そのため同居人や身近な知人から病歴を聴取する必要がある．その場合，病歴の信頼度も重要である．病歴を聴取する相手が高齢者であったり介護に関わりが薄い場合など，異常にすぐには気がつかない場合があるからである．

発症のスピードは重要で，突然発症の場合はクモ膜下出血や脳梗塞などの疾患を示唆し，緩徐発症の意識障害は代謝性脳疾患のことが多い．可能な範囲で意識障害の発症と経過を述べる．

また，上級医から，転倒歴や最近の訴えを訊かれているが，最近の転倒のエピソードは慢性硬膜下血腫を示唆するし，片側の動かしにくさや複視などの前駆症状の訴えがあれば，脳腫瘍などを疑う必要があるからである．また，うつや希死念慮を訴えていたのであれば，過量服薬は鑑別に含めなければならない．

> **改善例**
>
> 「病歴は長女から聴取しています．長女は毎週訪問しており信頼性は高いと考えられます．入院1週間前に長女が訪問した際にはいつもと変わりありませんでした．入院3日前に薬の飲み間違えを指摘されています．最近の転倒のエピソードはなく，頭痛，めまい，脱力の訴え等もありませんでした．入院当日の朝…（以下，同）….1週間以内の経過で緩徐に意識障害が出現していると推定されます．」

患者背景聴取のスキルアップ　高齢者の場合，普段使用している福祉サービスがわかればそこから情報が得られる場合もあり，忘れずに確認する．

【身体所見】

研I「続いて身体所見に移ります．意識状態ですが，JCS 30，GCS E2V2M4 です．身長約 150 cm，体重約 50 kg，体温が 36.9℃，血圧 140/84 mmHg，SpO$_2$ が室内気で 98％でした．舌根沈下を認めず，全身に明らかな外傷の徴候を認めません．頭部に明らかな異常を認めません．項部硬直はありません．呼吸音は清で，心雑音を聴取しません．腹部は平坦・軟で圧痛は評価困難です．四肢に浮腫を認めません．」

上T「呼吸数はどうでした？」

研I「数え忘れました．」

上T「呼吸数は重要なバイタルなので，必ず測定して下さい．例えば過呼吸があれば，敗血症や肝性脳症を疑います．」
「神経学的所見はとりましたか？」

研I「意識がなかったので…」

上T「意識がなくても対光反射や頭位変換眼球反射，眼球の偏位，筋緊張と反射，刺激に対する反応といった診察をすることができます．勉強しておいてね．」

プレゼンのポイント

　　研修医I君のプレゼンテーションでは，現在の意識状態が JCS，GCS を用いて述べられている．バイタルサインと外傷の評価を行ったうえで身体所見を述べているが，これは実際の評価手順に沿っており，プレゼンテーションとして流れがわかりやすい．

　　呼吸数は省略されがちだが，敗血症や肝性脳症，DKA などの手

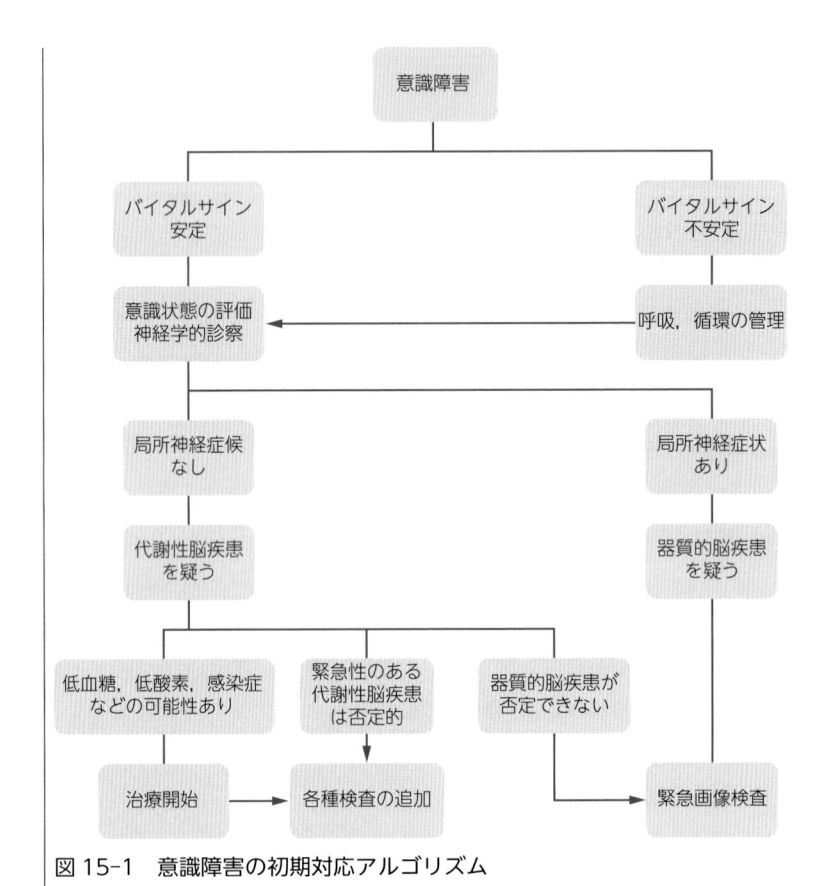

```
                        ┌──────────┐
                        │ 意識障害 │
                        └────┬─────┘
                ┌────────────┴────────────┐
          ┌──────────┐              ┌──────────┐
          │バイタルサイン│              │バイタルサイン│
          │   安定   │              │  不安定  │
          └────┬─────┘              └────┬─────┘
     ┌──────────────┐                    │
     │意識状態の評価│◄───────── 呼吸，循環の管理
     │神経学的診察 │
     └──────┬───────┘
        ┌───┴──────────────────┐
   ┌──────────┐           ┌──────────┐
   │局所神経症候│           │局所神経症状│
   │   なし   │           │   あり   │
   └────┬─────┘           └────┬─────┘
   ┌──────────┐           ┌──────────┐
   │代謝性脳疾患│           │器質的脳疾患│
   │  を疑う  │           │  を疑う  │
   └────┬─────┘           └────┬─────┘
```

図 15-1　意識障害の初期対応アルゴリズム

がかりになることがあり，忘れずに測定するようにしたい．
　神経学的所見が述べられていないのは問題であり，器質的脳疾患と代謝性脳疾患を分けるうえで最も重要である（図 15-1）．対光反射は代謝性脳疾患で障害されにくく，対光反射の消失は器質的脳疾患を強く想起させる．角膜反射・頭位変換眼球反射の消失も同様である．共同偏視の存在は，器質的脳疾患の可能性を上げるのみならず，病巣の推定も可能となる．また深部腱反射の亢進減弱や左右差，および病的反射の有無によっても，脳や脊髄の障害部位を推定することができる．痛みに対する反応では，運動と感覚障害の有無を評

価することができる．ミオクローヌスや振戦は代謝性脳疾患に特徴的であることを知っておくと，さらに鑑別の役に立つ．

改善例　「…（同上）．神経学的所見ですが，瞳孔は両側 4 mm で，対光反射を認めます．共同偏視を認めません．角膜反射を認め，頭位変換眼球反射も陽性でした．筋緊張に左右差はなく，深部腱反射は四肢で亢進・減弱を認めず，病的反射も認めません．痛みに対する反応に左右差はありませんでした．」

より良い理解のために ▶▶　意識障害が発生するためには，大きく分けて①器質的脳疾患による上行性網様体賦活系の損傷か，②代謝性脳疾患による両側脳機能の広範な抑制，が起こっていることが必要である．意識障害の病態を理解し，精査を進めるために，まずは意識を維持する脳の構造について理解したい．

意識は，大脳皮質の活動の総和であると考えられている．それゆえに，原則として片側の大脳半球の障害であれば，部分的な感覚や運動の障害をきたすことはあっても，意識障害は生じ得ない．また，大脳の覚醒は，脳幹から大脳全体に投射する上行性網様体賦活系という神経路に依存することがわかっている．この周囲には眼球運動に関する脳神経が走行しており，意識障害の診察に瞳孔，眼球の診察が重要なのはそのためである．

身体診察のスキルアップ
「痛み刺激を与えて，反応を見る」というだけでは意識障害の程度しかわからない．痛み刺激を与えるときは，まずは眼窩上縁，四肢から刺激してみよう．眼窩上縁には三叉神経第一枝が分布している．これらの刺激に対する反応の左右差によって障害部位が推定できる．それでも反応がなければ胸骨を上下に圧迫することで，十分な痛み刺激を与えることができる．また，刺激を与える際は，顔の表情やモニターにも注目してみよう．逃避反応がまったくなくとも顔をしかめたり脈拍数が上昇すれば，運動系の障害だと考えることができる．

【検査所見】

研I「一般採血です．Hb 14.5 g/dL，Ht 44.3%，Plt 183,000/μL，WBC 7,700/μL，CRP 0.2 mg/dL，Na 137 mEq/L，K 4.5 mEq/L，Cl 102 mEq/L，Ca 9.5 mEq/L，BUN 45.4 mg/dL，Cr 1.1 mg/dL，Glu 140 mg/dL，TP 8.1 g/dL，Alb 3.7 g/dL，LDH 223 U/L，AST 18 U/L，ALT 9 U/L，T-Bil 0.9 mg/dL（direct 77%），Ammonia 203 μg/dL，γ-GTP 41 U/L，ALP 234 U/L，Osm 303 mOsm/L，PT 12.5 秒，PT-INR 1.10，aPTT 30.2 秒．
血液ガスですが鮮赤色，pH 7.423，PCO_2 38.2 mmHg，PO_2 78.6 mmHg，BE 2.1 mEq/L，HCO_3 24.6 mEq/L．
尿検査ですが，定性：比重 1.013，麦わら色の混濁，pH9.0，タンパク（2＋），糖（1＋），ケトン体（－），潜血（－），沈渣：RBC 0〜1 個/HPF，WBC 0〜1 個/HPF，細菌（－）です．
髄液検査ですが，無色透明，80 mmH_2O，細胞数 0/mm^3，タンパク 27 mg/dL，糖 86 mg/dL でした．
軽度腎障害，高アンモニア血症を認めました．尿所見，髄液所見は正常でした．画像をお願いします．」

プレゼンのポイント

　本症例では，身体所見にて，神経学的に明らかな局所神経症候を認めなかったことから，器質的脳疾患よりも代謝性脳疾患による意識障害（表15-1）が疑われる．プレゼンテーションはI君のように，これらを鑑別する検査所見を漏れなく述べ，そのうえで意識障害をきたし得る検査値異常を最後にまとめるとよい．なお，実際には頭部CT撮影後に腰椎穿刺が行われているが，プレゼンテーションでは検査所見でまとめて述べてしまうほうがわかりやすい．

表 15-1 代謝性脳疾患の代表的原因

代謝性脳疾患の代表的原因:代謝性に意識障害をきたす原因は多岐に渡るが,大きく①酸素・糖・ビタミン等の欠乏,②内因性・外因性の毒性物質,③酸塩基平衡・電解質の異常,④体温調節の異常,⑤中枢神経感染症ないし炎症性疾患に分けられる.また代謝性疾患ではないが,両側大脳半球を障害し,上記疾患と同様の所見を示すものとして⑥クロイツフェルトヤコブ病などの原発性ニューロン疾患,また⑦その他びまん性に脳を障害する疾患もここに分類できる.

❶酸素・糖・ビタミン等の欠乏	低酸素血症,高度貧血,一酸化炭素中毒 低血糖,ビタミン B_1・B_{12}・葉酸欠乏
❷内因性・外因性の毒性物質	肝性脳症,尿毒症,CO_2ナルコーシス 下垂体・甲状腺・副甲状腺機能低下および亢進 薬物中毒,癌,敗血症
❸酸塩基平衡・電解質の異常	ナトリウム・マグネシウム・カルシウム・リン異常,アシドーシス,アルカローシス
❹体温調節の異常	発熱,熱中症,低体温症
❺中枢神経感染症ないし炎症性疾患	髄膜炎,脳炎,大脳脈管炎
❻クロイツフェルトヤコブ病などの原発性ニューロン疾患	クロイツフェルトヤコブ病,副腎白質ジストロフィー,進行性多巣性白質脳症
❼その他	てんかん,脳震盪,広範なくも膜下出血

【画像所見】

研I「画像所見です.入院時の胸部単純X線写真に明らかな異常所見を認めません.
頭部CTでは,出血などの器質的脳疾患は否定的でした.
脳波ですが,背景活動は両側性にθ波とδ波が不規則に混在しており,前頭部優位に三相波を認めます.」

上T「脳波の解釈はどうですか?」

研I「背景活動が徐波化していて,三相波の出現を認めることからアンモニア高値と併せて肝性脳症を疑います.」

上T「よく勉強していますね.三相波は比較的肝性脳症に特徴的な所見ですが,他の代謝性脳疾患であっても出現することがあります.覚えておきましょう.」

司会E「それでは初回アセスメント&プランをお願いします.」

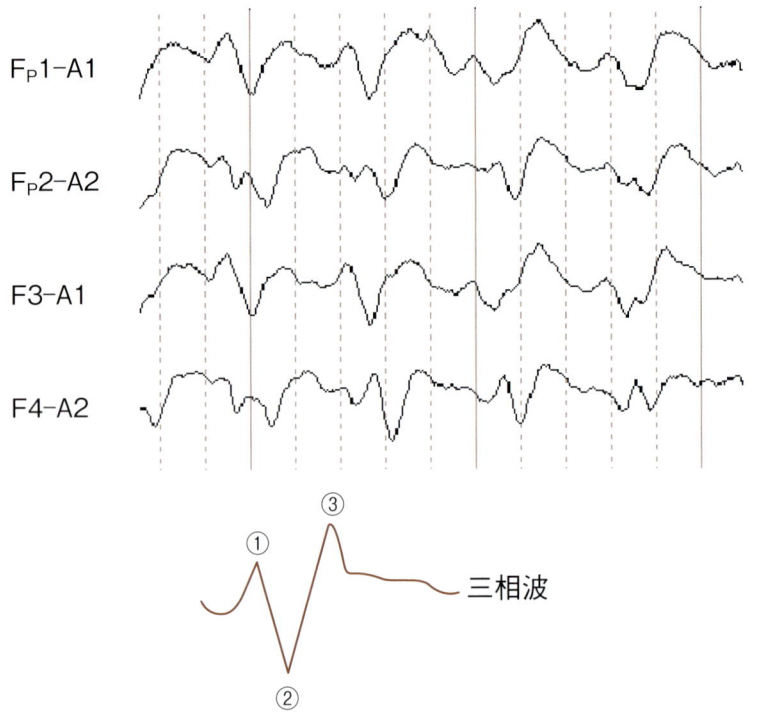

図 15-2　脳波（三相波）
　　　　（一部抜粋）

プレゼンのポイント

　脳波は普段なじみがないことから，倦厭される傾向にあるが，意識障害において多くの情報を提供してくれる．患者が無反応であっても脳波所見が覚醒所見を示していれば，単に非協力的な状態にあるだけだと判明することがある．局在性異常があればその部位の器質的脳疾患を，広範性異常を認めれば代謝性脳疾患の可能性が高くなる．てんかん性異常があれば非痙攣性てんかん重積状態を考える．三相波（図 15-2）は肝性脳症やその他の代謝性脳疾患を示唆する．プレゼンテーションではこれらの所見をまとめて発表する．

【初回アセスメント＆プラン】

研I「プロブレムリストとして，#意識障害，#高アンモニア血症，を挙げます．
器質的脳疾患を示唆する所見はなく，脳波からもやはり高アンモニア血症による肝性脳症を疑います．
診断的プランです．肝性脳症の原因として肝不全を示唆するような経過がないので，門脈大循環シャントがないか造影CTを行い確認します．
治療的プランです．分枝鎖アミノ酸製剤の静脈注射で血中アンモニア濃度を下げた後，ラクツロースの内服を開始し再発を予防します．」

上T「シャントがあったとして，今回の発症の契機はなんだと思いますか？」

研I「うーん，わかりません．」

上T「一般的な肝性脳症の増悪原因として，感染，消化管出血，便秘が挙げられますよね．今回の経過では感染はやや否定的だけど，血便の有無の確認と，最近便秘傾向でなかったかどうかは確認しておきましょう．」

プレゼンのポイント

　前述したように意識障害が発生するためには，大きく分けて①器質的脳疾患による上行性網様体賦活系の損傷か，②代謝性脳疾患による両側脳機能の広範な抑制，が起こっていることが必要である．したがってまず病歴聴取，身体診察から器質的脳疾患なのか代謝性脳疾患かに振り分け，さらに鑑別を進めるような検査をプレゼンテーションするのがよい．生理学的原理から意識障害を分類していくことで，鑑別診断の範囲を狭め，的確な検査と治療を早急に始め

ることができる．

研修医へオススメの文献コーナー（意識障害編）

1）太田富雄（監訳）：プラムとポスナーの昏迷と昏睡．メディカル・サイエンス・インターナショナル，2010．
単に意識障害を診断するだけでなく，意識障害の発生から増悪過程にどう対応するかまで論じられている．意識障害患者を持った際は必読の一冊．

【担当： 伊藤克弘　田中寛大】

クリニカルパール

「動いて悪くなる頭痛は片頭痛を考えよう」

　救急外来で頭痛の患者さんを診る機会はしばしばあります．もちろんクモ膜下出血などまず鑑別しないといけない二次性頭痛はあります．でも，頭痛で動けない，動くと強くなる患者さんがいた場合，片頭痛を考えましょう．肩こりがあっても，頭全体が締め付けられるような頭痛であっても，動いて悪くなる頭痛はまず片頭痛です．頭に響くので喋りたくない，むかむかするなどの訴えがあるとまず確実です．頭痛持ちの病歴を聴取することも大切ですよ．

末長敏彦（神経内科　部長）

応用編 症例16　進行性の筋力低下を主訴に来院した67歳男性　筋萎縮性側索硬化症（ALS）

　筋力低下のプレゼンテーションは難しい．なぜなら筋力低下の程度を患者が表現することが難しいからである．痛みは人生最大の痛みに比較できるし，下痢や嘔吐は回数や量で表現できるが，筋力低下の程度を定量化することは容易ではない．患者が表現できない内容を，聴衆に伝えることはさらに難しい．

　そこで，問診で上手に筋力低下の部位と程度を聞き出すことが重要となる．当院では，ADLを指標にして筋力低下を表現する手法を用いている．

学習のポイント

◆ADLの障害を問診でうまく聴取し，筋力低下部位と程度を聴衆にわかりやすく伝える．
◆病変部位を意識したプレゼンを行う．
◆鑑別疾患が多彩な神経疾患のプレゼンでは，陰性症状まで系統的に述べる．

症例紹介〜プレゼンテーションに至るまで

　患者のMさんは67歳の男性．元高校教師で，現在は101歳の母親の介護をしている．1年前に偶然に血液検査で慢性リンパ性白血病を指摘されたが，経過観察とされていた．しかし，最近力が入らなくなり，介護にも支障が生じるようになってきたため，神経内科を受診し，精査目的に入院となった．

【主訴＆患者背景】

研I「よろしくお願いします．患者は 67 歳男性で右利きの方です．主訴は筋力低下です．」

「患者背景ですが，ADL は完全自立で 101 歳の母親，妻と同居しており，母親の介護をしています．嗜好ですが，喫煙歴なし，晩酌の習慣があり，1 日に日本酒を 2 合飲んでいます．既往歴ですが，約 1 年前に慢性リンパ性白血病と診断され，S 病院で現在も経過観察中です．この他，胆嚢ポリープも指摘されていますが，経過観察中です．高血圧，糖尿病，脂質異常症，冠動脈疾患はいずれもありません．なお，元高校教師であり，退職前は毎年，退職後も定期的に検診を受けています．家族歴ですが，6 人の兄弟姉妹に類症はありません．アレルギーは薬物，食物ともになく，喘息もありません．内服薬はありません．」

プレゼンのポイント

　家族歴の聴取も欠かせない．特に，患者と同じような症状の家族がいないかどうかを訊くことがポイントである．その家族に神経疾患の診断がなされているとは限らないからである．また，兄弟が 1 人もいない患者の家族に神経疾患がない場合と，兄弟が複数いる患者の家族に神経疾患がない場合では，同じ「ない」でも，鑑別診断を考える際に家族歴の持つ情報の重みが異なってくるため，何人の家族歴を聴取したのかも述べるとよい．遺伝性疾患がより疑われる場合は，血族結婚の有無を聴取したり家系図を作成したりする．

　この他，職業歴は必ず具体的に聴取しよう．職業は，病前の ADL を把握するための有益な情報となるからである．また，時に鉛中毒など職業に関連した疾患の鑑別に役立つ．

【現病歴】

研I「現病歴に移ります．約1年前に，歩いて10分の駅への途中で足が上がりにくくなり，歩きにくさを自覚しました．どちらの足かは覚えてないとのことです．息切れはありませんでした．症状は夕方に強いですが，日間変動はなく，左足から徐々に筋力低下が進行していきました．現在では階段を上る際に手すりが必要になり，一度に歩ける距離は50～100 mほどです．つまずくことはありません．また，母親の介護をしていますが，半年前から母親を持ち上げられる高さが30 cmほどから10 cmほどになり，現在では母親に申し訳ないと思いながら，引きずって移動させています．近医を受診したところ，採血でCK高値を認めたため，精査目的に当院へ紹介され，入院となりました．現在，荷物は10 kgほどなら持つことが可能です．洗髪に支障はありません．眼瞼下垂の自覚，嚥下困難，レイノー症状，皮疹，関節痛，しびれ感の自覚はいずれもありません．半年での体重減少，発熱，盗汗いずれもありません．現病歴までは以上です．」

司会N「ADLは完全自立，慢性リンパ性白血病で経過観察中の67歳男性が，1年程前より左足先から徐々に進行する筋力低下の精査目的に入院しました．現病歴までで質問・コメントはありますか？」

上○「寝返りは打てますか？」

研I「打てます．」

上○「ペットボトルの蓋を開けることはできますか？」

研I「可能です．」

上○「これらの質問がどのようなことを意図しているかわかりますか？」

研Ⅰ「筋力低下の分布を知るということでしょうか．」

上O「そのとおりです．先生のプレゼンでは母親の介護時の労作の障害ということで，筋力低下のエピソードが印象的に紹介されてましたが，障害される筋によりどういった動作の障害が出るかを念頭に置いて系統的に問診を行うことで，ある程度部位を推定できます．先生はこの現病歴からどの部位の筋力低下を考えますか？」

研Ⅰ「階段を手すりを使って上る病歴があり，つまずくことはない，という病歴から左下肢で近位筋優位かと考えます．」

上O「膀胱直腸障害はありますか？」

研Ⅰ「排尿困難，頻尿，大便失禁，便秘はありません．」

上O「筋肉の萎縮は自覚していますか？」

研Ⅰ「左大腿の萎縮を自覚しています．」

上O「筋肉痛の自覚はありますか？」

研Ⅰ「ありません．」

プレゼンのポイント

「近位筋優位の筋力低下があります」と聞いただけでは聴衆は患者の様子をイメージできない．プレゼンターは具体的に筋力低下による患者の ADL への影響を述べて，筋力低下部位とその程度を聴衆へ伝えるように努めたい．

筋力低下の部位を念頭に置いた問診は表 16-1 のように整理でき

表 16-1 筋力低下の部位と ADL への影響

以下の内容を念頭に置いて問診を行うとよい
- 咽頭・喉頭筋群：飲み込みにくい，容易にむせる，鼻声になる
- 頸部屈筋群：頭を挙げられない，横になって起き上がる
- 上肢近位筋：髪を梳かせない，網棚の上に物を置けない，洗濯物を干せない
- 上肢遠位筋：ペットボトルの蓋が開けられない，ボタンがはめられない，ドアノブを回せない，爪切りが使えない，洗濯バサミが使えない，引き出しが開けられない，キーボードを打ち間違う，携帯が使えない…など
- 下肢近位筋：しゃがみ立ちができない，階段を上れない，和式トイレから立ち上がれない
- 下肢遠位筋：つまずきやすい，つま先立ちができない，ぱたんぱたんと音を立てて歩く
- 体幹筋：寝返りが打てない，背もたれがないと座れない
- 呼吸筋：会話中に息継ぎが増える，息切れがする，痰が出せない

る．

　また，筋力低下の分布により病変の大まかな推定が可能である．一般に，筋肉や神経筋接合部の障害では四肢の近位部から筋力低下・筋萎縮が始まるが，神経の障害では四肢遠位から筋力低下・筋萎縮が始まると考えればよい．もちろん，例外はあり，筋ジストロフィーの一部には遠位優位の筋力低下・筋萎縮をきたすものがあるし，運動ニューロン疾患の一部には近位優位の筋力低下・筋萎縮をきたすものがある．神経筋接合部や上位運動ニューロン障害による筋力低下では通常筋萎縮はきたさない．また，炎症性の筋疾患では筋の把握痛を伴うことがある．後半のフロアからの質問はこの点を意識したものである．

　その他，問診上重要な項目は，知覚，感覚，自律神経障害の有無や症状の発症様式，進行速度である．

　筋力低下に感覚障害を伴うか伴わないかは鑑別を絞るうえで参考となる情報である．ALS などの運動ニューロン疾患では主に上位・下位運動ニューロンが障害され，感覚神経，自律神経などの神経系はほぼ障害を免れることが多い．膀胱直腸障害の有無を訊ねたフロアの質問者は，ALS を鑑別診断に挙げていたと考えられる．

症状の発症様式と進行速度に関しては，突然・急性発症であれば梗塞・出血などの血管障害，急性から亜急性の経過であれば感染症，炎症性疾患，中毒など，寛解・再発を繰り返すようであれば多発性硬化症などの脱髄疾患，緩徐進行性の発症であれば遺伝・変性疾患や腫瘍，症状に変動があれば代謝性疾患などを疑うきっかけとなる．

改善例　現病歴です．約1年前に，歩いて10分程の距離にある駅へ歩く途中で足が上がりにくくなり，歩きにくさを自覚しました．どちらの足かは覚えていないとのことですが，その後，左足から徐々に筋力低下が進行していき，改善することはありませんでした．母親の介護にも徐々に支障をきたすようになり，母親を抱きかかえて車椅子やベッドに移動させるのが困難となりました．最近では，母親に申し訳ないと思いながらも引きずって移動させています．近医を受診したところ，採血でCK高値が判明し，精査目的で当院へ紹介され，入院となりました．現在，階段は手すりを使用して上っており，休憩なく歩ける距離は50m程です．つまずきやすいことはなく，垂れ足もありません．しゃがみ立ちは困難です．嚥下困難，呼吸困難はありません．洗髪，洗顔や食事の際の箸の使用に不都合はありません．仰臥位からの起き上がりや寝返りは可能です．眼瞼下垂の自覚なく，症状はやや夕方に強いですが，日間変動はありません．手足のしびれ感はなく，膀胱直腸障害，立ちくらみもありません．自覚する筋萎縮は左大腿にありますが，筋痛の自覚はありません．その他，レイノー現象の自覚，皮疹，関節痛，いずれもありません．また，発熱，盗汗，半年での体重減少，いずれもありません．

【身体所見】

研1「身体所見です．身長174 cm，体重67 kgで，バイタルサインですが，体温は36.4℃，脈拍は64回で整，血圧は149/82 mmHg，呼吸数は16回/分，SpO$_2$は室内気で99％でした．

全身状態は不良とはいえず，意識は清明，眼瞼結膜は貧血なく，眼球結膜に黄染はありません．口腔内は湿潤で潰瘍はありません．頸部ですが，左顎下に 1.5 cm 大の弾性硬で可動性良好なリンパ節を 2 個触知し，圧痛を認めませんでした．腋窩には 1 cm 大の弾性硬で可動性良好なリンパ節を 1 個触知し，圧痛を認めませんでした．また腋窩は湿潤でした．心音はⅠ音，Ⅱ音亢進減弱なく，Ⅲ音，Ⅳ音を聴取しませんでした．明らかな雑音もありませんでした．呼吸音は肺胞呼吸音を聴取し，副雑音を聴取しませんでした．腹部ですが，視診上皮疹なく，平坦・軟，圧痛を認めませんでした．腸管蠕動音は正常，血管雑音を聴取しませんでした．肝臓，脾臓は触れず，Traube 三角は鼓音でした．背部ですが，脊柱，CVA（肋骨脊柱角）に叩打痛を認めませんでした．四肢ですが，鼠径部のリンパ節は触知せず，両側足背動脈の触知は良好でした．筋把握痛を認めず，Gottron 徴候，眼瞼の Heliotrope 疹，頸部の V サインはいずれも陰性でした．

続いて神経学的所見です．右利きの方です．意識は清明，見当識は時間，場所，人物とも保たれておりました．発語は流暢で，呼称可能，失行，失認はありませんでした．

髄膜刺激徴候ですが，項部硬直，Kernig 徴候ともありませんでした．

脳神経系ですが，視野に異常なく，瞳孔は正円同大，対光反射は直接・間接とも左右迅速でした．眼球運動は円滑で複視，眼振を認めず，輻輳反射も異常ありませんでした．顔面の温痛覚，触覚に左右差を認めず，口唇変位なく，前頭筋，眼輪筋，広頸筋の筋力は保たれていました．Weber 試験では右に偏倚を認め，Rinne 試験では気導優位でした．咽頭反射は正常で，Curtain 徴候は陰性，胸鎖乳突筋，僧帽筋の筋力は 5/5 でした．挺舌偏倚なく，舌の萎縮，線維束性攣縮はありませんでした．舌の筋力は保たれておりました．

運動系ですが，上肢 Barré 徴候は陰性，握力は右が 30 kg, 左が 32 kg でした．筋トーヌスは正常でした．MMT（右/左）は三角筋 5/

5，上腕三頭筋 5/5，上腕二頭筋 5/5，手首の屈筋 5/5，伸筋 5/4，総指伸筋 5/5，指屈筋 5/5，母指対立筋 5/5，腸腰筋 5/4，大腿四頭筋 4/4，大腿二頭筋 4/4，前脛骨筋 4/3，腓腹筋 5/5，長母趾伸筋 4/3 でした．

協調運動ですが，指鼻指試験・膝踵試験で測定異常，運動分解を認めず，体幹失調はありませんでした．Romberg 徴候は陰性で，Mann 肢位保持可能，継足歩行は可能でした．片足立ちは両側とも可能，Gowers 徴候は陰性でした．

深部腱反射（右/左）ですが，上腕二頭筋＋／＋，三頭筋＋／＋，腕橈骨筋＋／＋，膝蓋腱＋／＋，アキレス腱＋／＋，足底反射は屈曲位でした．

感覚ですが，知覚異常なく，四肢の温痛覚，位置覚，振動覚に左右差を認めませんでした．

神経学的所見をまとめますと，左下肢遠位部優位の四肢筋力低下です．身体所見までは以上です．」

司会N「ここまでで何か質問，コメントなどありますか？」

上O「手内筋の萎縮はありましたか？」

研I「見ていませんでした．」

上O「ALS では母指球筋をはじめとした手内筋の萎縮を認めます．進行性の筋力低下の症例ですから，チェックするようにしましょう．」

研I「後で見ておきます．」

上O「膝蓋腱反射の亢進はありませんでしたか？」

研I「膝蓋骨上では両側とも反射が出なかったので，亢進とは考えませんでした．」

上〇「大腿四頭筋には萎縮があったのですよね？」

研I「はい．」

上〇「とすると，この方の場合，萎縮筋の反射が残存しているということで，腱反射亢進と判断してもよいかもしれません．」

研I「勉強になります．」

上〇「病歴上は近位筋優位の筋力低下ではなかったのですか？」

研I「徒手筋力テストでは遠位筋が優位に低下していました．」

> **プレゼンのポイント**
>
> 　筋力低下の鑑別疾患は幅広いので，「病変部位」を決定しないと始まらない．病変部位は，大まかに分けると，脳，脊髄，神経根，末梢神経，神経筋接合部，筋のどこかであるが，神経所見を系統的に述べるだけでは聴衆は雑多の情報で混乱しやすい．プレゼンターは病変部位を聴衆へ伝える義務があるので，病変部位を意識したプレゼンテーションを行う．病変部位と症状の関連は，表 16-2 のようにまとめられる．
>
> 　本症例では，プレゼンターの頭の中に筋疾患だけでなく運動ニューロン疾患も鑑別に浮かんでいた．そこで，プレゼンターは身体所見で判明した遠位筋優位の筋力低下をアピールすることで，両者の鑑別について聴衆へ意見を求めることができたというわけである．

表 16-2　病変部位と症状

❶ 脳病変　症状の左右差，脳神経領域の徴候，高次機能の障害，片側の深部腱反射亢進などの錐体路徴候
❷ 脊髄病変　対麻痺，レベルのある感覚障害，体幹失調，膀胱直腸障害，両側の異常反射
・脊髄前角細胞　運動障害は四肢遠位筋の障害で発症することが多いが，近位筋から始まることや，球麻痺・呼吸筋障害から始まることもある．眼球運動障害や感覚障害，膀胱直腸障害は通常認めない．
❸ 神経根障害　デルマトームに一致した痛みを伴う感覚障害と運動障害，深部腱反射消失，痛みの誘発
❹ 末梢神経障害　単神経障害，多発単神経障害，多発神経障害の 3 つを区別する必要がある．
・単神経障害　障害された神経に特有の感覚障害と運動障害（下垂手，下垂足など），深部腱反射は残存していてもよい．
・多発単神経障害　複数の単神経障害
・多発神経障害　手袋靴下型の感覚障害，遠位筋優位の運動障害，深部腱反射の減弱・消失を認めることが多い．
❺ 神経筋接合部疾患　近位筋優位の筋力低下や眼球運動障害に加え，易疲労性を認めることが多い．
❻ 筋疾患　近位筋優位の筋力低下が多いが，一部の筋ジストロフィーには遠位筋優位の筋力低下を呈するものもある．顔面や眼筋，咽頭筋を含むこともある．筋炎の場合，筋痛を伴うことが多い．

【検査所見】

研I「検査所見です．Hb 14.7 g/dL, Ht 43.3%, Plt 132,000/μL, WBC 29,500/μL (Lym 78.5%, #Lym 23,150/μL, Mono 0.5%, Eos 0.5%, Baso 1.0%, N-Seg 17.5%, N-Band 2.0%), CRP<0.2 mg/dL, BUN 17.0 mg/dL, Cr 0.6 mg/dL, TP 7.0 g/dL, Alb 5.0 g/dL, LDH 225 U/L, AST 29 U/L, ALT 20 U/L, T-Bil 0.6 mg/dL, CK 436 U/L, Aldolase 7.4 U/L, Na 141 mEq/L, K 4.5 mEq/L, Cl 104 mEq/L, IgG 798 mg/dL, IgA 101 mg/dL, IgM 10 mg/dL, $β_2$MG 1.99 μg/mL, HbA1c 5.3%, FT_4 1.25 ng/dL, FT_3 3.34 pg/mL, TSH 0.619 μU/mL でした．なお，CK の推移ですが，半年前に 246 と上昇を認め，以後は 300〜400 で推移していました．2 か月前に 733 と最高値となっていますが，10 日前の外来での採血では 381 と低下しています．

リンパ球の推移ですが，1年前に診断されたときは 22,124，以後 2万前後を推移していましたが，2か月前に 41,353 と上昇したものの，前回の採血では 19,540 と減少しています．検査所見は以上です．」

> **プレゼンのポイント**
>
> 診断や病勢評価に重要となる検査値は，その推移を述べる．

【画像所見】

研1「入院当日の胸部単純 X 線写真です．骨・軟部陰影に異常なく，両側の C-P angle は sharp で，気管・縦隔陰影の偏位を認めません．CTR は 40.5%，肺野に異常な陰影なく，正常範囲内の胸部単純 X 線写真と考えます．」

【初期アセスメント&プラン】

研1「初回アセスメント&プランです．プロブレムリストとして，#1 左下肢遠位優位の筋力低下，#2 CK 高値，#3 慢性リンパ性白血病を挙げます．

プロブレム #1〜3 を一元的に説明するなら，慢性リンパ性白血病に伴う筋炎がまず考えられます．しかし稀な病態ですし，遠位筋優位の筋力低下は非典型的であり，神経原性の筋萎縮でもこの程度の CK 上昇は説明可能です．鑑別としては ALS などの運動ニューロン疾患や多巣性運動ニューロパチーや CIDP などの末梢神経疾患が挙がります．病変部位を特定するために神経伝導速度，針筋電図を施行する予定です．また，筋炎については抗核抗体，抗 Jo-1 抗体を測定するとともに，下腿部の MRI を撮影し，評価する予定です．場合によっては筋生検を考慮します．#3 の慢性リンパ性白血病です

が，病期は Rai 分類で I，Binet 分類で A となり，lymphocyte doubling time は 1 年以上あることから，経過観察とする予定です．私からは以上です．」

司会N「全体を通じて質問・コメントはありますか？」

上O「先生は何が最も考えられると思いますか？」

研I「実際のところ，筋肉が原因か，神経が原因かは，現時点では判断がつきません．」

上O「例えば ALS として合わないところはどこでしょうか？」

研I「球症状がないところでしょうか．」

上O「球症状は必須ではありませんが，典型的な ALS には合わないといえるでしょうね．筋炎としてこの程度の CK 上昇でここまで筋力低下がくるかどうかは微妙だと思います．そういう意味では，ALS などの変性疾患も十分あり得る症例と思います．」

プレゼンのポイント

　本例は当初，CK 高値から筋炎が疑われ精査入院した．しかし研修医 I 君は遠位筋優位の筋力低下を認めたことをプレゼンテーションした．フルプレゼンテーションを聴いた聴衆から病変部位として運動ニューロン障害が挙がり，進行速度から考えて変性疾患である ALS が鑑別に挙がった．そこで，重要な検査である針筋電図検査が施行された．筋力低下の鑑別は広いが，運動障害を ADL でわかりやすく表現し，病変部位を意識したプレゼンテーションを行うことで，正確な診断に結びついた好例といえる．

（その後の経過）

　入院後，針筋電図検査にて総指伸筋，大腿四頭筋，前脛骨筋で神経原性変化を認めた．CK 値は入院後正常化した．下腿の MRI では筋炎所見を認めなかった．脳脊髄 MRI では異常所見なく，神経伝導検査は正常であった．以上の結果を踏まえて，clinically-possible-laboratory supported ALS と診断した．患者と相談のうえリルゾールの内服が開始された．

研修医へオススメの文献コーナー（神経疾患編）

1) 黒田康夫：神経内科ケース・スタディ病変部位決定の仕方．新興医学出版社，2000．
   部位診断が楽しくなる本．神経内科が苦手な人にもおすすめの一冊．

2) 岩田　誠：神経症候学を学ぶ人のために．医学書院，2000．
   神経症候の見方を，具体的にわかりやすく解説した名著．読めば読むほど神経診察がしたくなる．初期研修医必携の一冊．

3) Miller ML：Approach to the patient with muscle weakness. In：Basow DS（ed）. UpToDate, Waltham, MA, UpToDate, 2012.
   筋力低下患者を診療するために考えるポイントがコンパクトにまとまった総説．

4) Cedarbaum JM, Stambler N, Malta E, Fuller C, Hilt D, Thurmond B, Nakanishi A：The ALSFRS-R：a revised ALS functional rating scale that incorporates assessments of respiratory function. BDNF ALS Study Group (Phase III). J Neurol Sci　169：3 21, 1999.
   ALS 患者の ADL 評価は定量化され臨床研究のアウトカムとして用いられている．

【担当：　和泉清隆　　奥宮太郎】

応用編 症例17　咳を主訴に来院した53歳女性
過敏性肺臓炎

「咳」と聞いてあなたはどのような疾患を想像するか？　肺炎，咽頭炎，喘息，結核，肺癌，逆流性食道炎…とここに挙げればきりがないほどの疾患で「咳」は起こる．あなたが聴衆に語りかけるとき，聴衆もあなたと同様に「咳」と聞いただけでは思い浮かぶ疾患の数に頭がいっぱいになってしまう．プレゼンテーションでは，聴衆にむやみに頭を悩ませる時間を与えないようにしたい．そうすることで聴衆はあなたの話により耳を傾けることができ，ディスカッションも有意義に行えるはず．咳のプレゼンテーションを行うときは，現病歴のプレゼンテーションまでで，聴衆の頭の中で咳の鑑別疾患がかなりしぼれるように展開しながら，第一に考えている疾患が聴衆に伝わるようにしよう．

学習のポイント

◆「咳」のようなありふれた主訴の場合，問診においてどこまで鑑別をしぼれるかが重要である．したがってプレゼンでも現病歴まででかなりしぼれるように展開しよう．
◆ 第一に考えている疾患は必ず伝える．
◆ 患者の背景も考慮した治療計画を考える．

症例紹介〜プレゼンテーションに至るまで

Eさんは53歳の女性．寝たきりの87歳の実父を介護しながら，自営業の夫，大学生の子どもと4人で暮らしている．経済状況は普通．5月に一度だけ37.5度の発熱があり，その後乾性咳嗽が1か月以上持続したため，6月27日に当院呼吸器内科を受診した．

第4章　症例で学ぶフルプレゼンテーション【応用編】

【主訴＆患者背景】

研I「6週間続く乾性咳嗽を主訴に来院し，間質性肺炎の精査目的に入院した53歳女性です．

「患者背景です．ADLは完全自立，夫，大学生の子ども，寝たきりの父親との4人暮らしです．職業は50歳まで看護師．飲酒・喫煙は以前からなく，家族にも喫煙者はいません．

既往歴ですが，糖尿病・喘息・結核はなく，7年前から高血圧，3年前に左甲状腺癌で左甲状腺を摘出，同年に脳動脈瘤破裂でクリッピングされ，特に後遺症なく回復しています．

内服歴はアムロジン®5 mgと入院1カ月半前の発熱時にクラビット®を4日間内服しています．

家族歴ですが，父に高血圧があります．癌・結核・喘息の患者はいません．

居住歴ですが，現在の家は木造築30年です．アレルギーは特にありません．飼育歴はなく，トリとの接触もありません．sick contactは特にありません．」

プレゼンのポイント

　タイトルに咳嗽の性質も含めて簡潔に述べている点がよい．咳嗽の鑑別は，まずは急性咳嗽・遷延性咳嗽・慢性咳嗽のいずれかであるからである．「6週間続く咳嗽」と表現することで聴衆に遷延性咳嗽（表17-1）であると認識させている．「6週間続く遷延性咳嗽」と表現してもよい．鑑別の次のステップは，湿性咳嗽か乾性咳嗽か，であるが，これもタイトルに加えることで想起させる鑑別を絞っている．

　咳では喫煙の有無は重要である．喫煙についての問診では「たばこは吸われますか？」と聞くだけでは不十分である．なぜなら2年前に禁煙した人は「吸っていません」と答えてしまうからである．

表 17-1　頻度の高い遷延性および慢性咳嗽の鑑別
(咳嗽に関するガイドライン第1版，日本呼吸器学会，2005)

【遷延性・慢性湿性咳嗽の原因】
❶副鼻腔気管支症候群　❷亜急性細菌性副鼻腔炎　❸後鼻漏症候群
❹慢性気管支炎　❺限局性気管支拡張症　❻気管支喘息による気管支漏
❼気管・気管支の腫瘍　❽気管・気管支の結核　❾気道内異物

【遷延性・慢性乾性咳嗽の原因】
❶咳喘息　❷アトピー咳嗽　❸アンギオテンシン変換酵素阻害薬による咳嗽
❹胃食道逆流症　❺感染後咳嗽　❻百日咳　❼肺炎クラミジア
❽マイコプラズマ　❾非喘息性好酸球性気管支炎　❿喉頭アレルギー
⓫間質性肺炎，肺線維症　⓬心因性・習慣性咳嗽　⓭気管・気管支の結核
⓮気管・気管支の腫瘍　⓯気管内異物

吸っていないと答える方にはさらに「以前からですか？」と突っ込んで聞こう．

　鑑別疾患に感染が関係している可能性も考えられる場合は，抗生剤の内服もこちらから患者に聞いたほうがよい．3～4日しか内服していない薬は医師から聞かれないとまず思い出せないものである．

　さて，この患者は，実は寝たきりの父親の存在が治療方針にも関わってくるのだが，主訴＆患者背景が長くなると考えて，研修医I君はこの時点では発表を控えている．鑑別疾患にとって無関係な情報は聴衆にとってノイズとなってしまうからである．

【現病歴】

研「現病歴に移ります．本年5月10日の朝に家の掃除をしたところ，昼過ぎから37.5度の発熱がありました．同日中に近医を受診し，クラビット®を処方され4日間内服しました．翌日以降は解熱しましたが，乾性咳嗽が出現し，本日までの間に増悪寛解を繰り返しながら徐々に増悪していきました．しかし特に息切れはなく，家の階段もいつもどおり上れ，通常と変わらない生活を送っていました．
6月23日から全身倦怠感があり，食事摂取量が徐々に低下してき

ました．現在は普段の6割程度の食事です．咳嗽が遷延するため，6月27日に当院呼吸器内科を受診し，低酸素血症を認めたため，即日入院となりました．
経過を通して悪寒戦慄・寝汗・頭痛・鼻汁・鼻閉・咽頭痛・喀血・関節痛・浮腫・皮疹・体重減少はありません．喀痰は白色透明から薄い黄色のものが少量ずつ1日2〜3回程度あります．」

司会N「6週間前の発熱とその後持続する乾性咳嗽を主訴に来院し，精査加療目的に呼吸器内科に即日入院した53歳女性です．現病歴までで質問・コメントはありますか．」

上N「発熱は経過中どうでしたか．」

研I「6週間前の一度だけです．」

上N「咳が増悪寛解するとのことだけど，何が増悪したのですか？」

研I「頻度が増加してきています．また風呂場や押入れにカビが多くて部屋の掃除を週3回するそうですが，特に掃除をした日の夜は咳がよく出るとのことです．」

上N「このような症状は今回が初めて？」

研I「4年前から毎年5〜6月ごろに咳の回数が増える自覚がありました．」

上N「そうですか，今回が初めてのエピソードかそうでないかは鑑別のポイントにもなるから，現病歴に組み込むようにしてください．」

研I「はい．」

上N「息切れはないとのことだけど,例えば歩行スピードが落ちたりはしていませんか?」

研I「聞けていません.」

上N「息切れはないと自覚していても,ただ歩行がゆっくりになっているだけの場合があります.重い荷物を運んだり重労働をしたりしたら実は普段より息切れしやすかった,ということはよくあることです.症状を半定量化して客観的な評価にすることは大切ですよ.MRCスケールという息切れの評価法があるから,一度利用してみてください.」

研I「わかりました.」

上N「処方されている薬剤以外に服薬はありませんか?」

研I「漢方薬,ビタミン剤など特にありませんでした.」

上N「食事量の低下はなにか理由がありますか?」

研I「食後,咳が出た際に嘔吐しそうになるので,摂取しすぎないように注意しているようです.食欲自体はいつもどおりあるそうです.」

上N「トリとの接触はないとのことだけど,隣人がハトなどの飼育を始めた,布団が変わったということはありませんか?」

研I「それはありません.」

司会N「その他にありますか? ないようですので,それでは身体所見をお願いします.」

プレゼンのポイント

息切れの症状は「100 m 歩いたら息が荒くなって歩けないんです」

表17-2　MRC息切れスケール（参考：COPD（慢性閉塞性肺疾患）診断と治療のためのガイドライン　第2版　ポケットガイド, 日本呼吸器学会, 2004）

Grade 0　息切れを感じない
Grade 1　強い労作で息切れを感じる
Grade 2　平地を急ぎ足で移動する，またはゆるやかな坂を歩いて登るときに息切れを感じる
Grade 3　平地歩行でも同年齢の人より歩くのが遅い，または自分のペースで平地歩行していても息継ぎのため休む
Grade 4　約100ヤード（91.4 m）歩行したあと息継ぎのため休む，または数分間，平地歩行したあと息継ぎのため休む
Grade 5　息切れがひどく，外出ができない，または衣類の着脱でも息切れがする

呼吸困難の評価法として国際的にはMRCスケールが利用されている．日本においてはHugh-Jones分類で評価してきたが現在その機会は減少している．その他修正Borgスケールを用いることもある．

表17-3　Hugh-Jones分類

第Ⅰ度：健康人と同様の労作，坂や階段の昇降が可能
第Ⅱ度：健康人と同様の歩行はできるが，階段の昇降が健康人と同様でない
第Ⅲ度：健康人と同様の歩行はできないが自分のペースなら1.6 km以上歩ける
第Ⅳ度：休み休みでなければ50 m以上歩けない
第Ⅴ度：身のまわりのことをするにも息切れがする

岡庭　豊, 他（編）：イヤーノート内科・外科等編　第18版．メディックメディア, 2009．

というのと「話すだけで息があがるんです」というのでは，表すものがまったく異なることはわかるであろう．プレゼンテーションの場では，数値化が困難なものについては半定量化して客観的な情報にすることが重要であり，常に意識する．息切れについては，MRC息切れスケール（表17-2）やHugh-Jones分類（表17-3）などの息切れスケールを参考にこちらから問診するとよい．トリへの曝露歴はトリ関連過敏性肺炎の鑑別に必要な情報である．

改善例　「現病歴に移ります…（略）…翌日以降は解熱しましたが，乾性咳嗽が出現し，本日までの間に頻度の増悪寛解を繰り返しながら徐々に増悪していきました．しかし特に息切れはなく，家の階段もいつもどおり上れ，通常と変わらない生活を送っていました．しかし6月23日から全身倦怠感があり，咳嗽が遷延するため昨日当院呼吸器内科を受診し，低酸素血症を認めたため即日入院となりました．同様の症状としては4年前から毎年5〜6月ごろに咳の回数が増

える自覚がありました．また風呂場や押入れにカビが多く，部屋の掃除を週3回するそうですが，特に掃除をした日の夜は咳がよく出るとのことです．

　経過を通して悪寒戦慄・寝汗・頭痛・鼻汁・鼻閉・咽頭痛・喀血・関節痛・浮腫・皮疹・体重減少はありません．発熱は6週間前の1度のみです．喀痰は白色透明から薄い黄色のものが少量ずつ1日2〜3回程度あります．

　食事摂取量は6月23日より徐々に低下してきました．現在は普段の6割程度の食事です．

　通常のMRCスコアは0，現在は2です．」

【身体所見】

研I「身体所見です．身長151 cm，体重56 kg，バイタルは体温36.4℃，血圧112/79 mmHg，心拍92回/分，呼吸数32回/分，SpO_2は室内気で90％，表情はやや疲労感があり，意識は清明です．眼瞼は貧血なく，眼球黄染なし．口腔内は発赤なく湿潤．頸部はリンパ節腫脹なく甲状腺腫大なし．Stridorも聴取せず．心臓はⅠ音Ⅱ音減弱亢進なくⅢ音Ⅳ音聴取せず，雑音もありません．

　肺は両下肺野背側に吸気時終末に高調の捻髪音を聴取します．wheezeはありません．陥没呼吸も認めません．腹部は平坦・軟，腫瘤は触知せず圧痛なし．腸蠕動音に減弱亢進なし．四肢に浮腫・皮疹なく関節腫脹や圧痛もありません．直腸診は行っていません．身体所見に関しては以上です」

司会N「身体所見までで質問・コメントはありますか？」

上N「ばち指はありましたか？」

研I「見ていません．」

(上)N「ばち指は両示指の爪をあわせて見ます．覚えておいてくださいね．」

(研)I「はい．」

(司会)N「では検査所見をお願いします．」

> **プレゼンのポイント**
>
> 呼吸器症状を訴える患者では，呼吸補助筋の発達がないか，ばち指の有無は必ず見るようにしよう．

身体所見の診察スキルアップ

【ばち指の見方】
手っ取り早い方法としては Schamroth's sign を見る．正常の指（左）では母指を合わせると図のように "Schamroth's window" と呼ばれる隙間ができるが，ばち指（右）ではそれが見られない．その他には Lovibond sign, modified profile sign などを用いることもある．

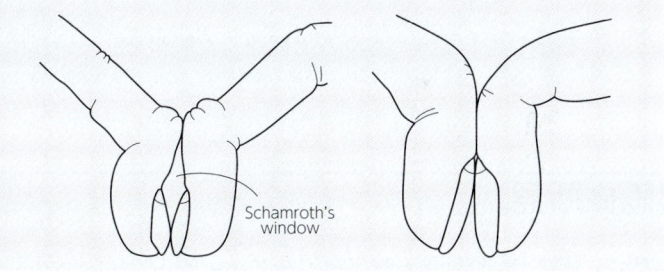

【検査所見】

(研)I「検査所見です．Hb 13.5 g/dL, Plt 27,300/μL, WBC 11,000/μL（Lym 12.2%, Mono 3.9%, Eos 3.6%, Baso 0.2%, N-Seg 80.1%, N-Band 0%), CRP 0.7 mg/dL, BUN 12.9 mg/dL, Cr 0.6 mg/dL, Glu 93 mg/dL, T-Chol 186 mg/

dL，ChE 326，TP 7.3 g/dL，Alb 4.0 g/dL，LDH 281 U/L，AST 22 U/L，ALT 11 U/L，T-Bil 0.7 mg/dL，γ-GTP 18 U/L，ALP 257 U/L，Na 143 mEq/L，K 4.2 mEq/L，Cl 108 mEq/L，<u>KL-6 430 U/mL，SP-D 80 ng/mL</u> です．
血液ガスですが室内気の状態で pH 7.329，<u>PaCO$_2$ 39.3 mmHg，PaO$_2$ 61.2 mmHg，</u>HCO$_3$ 23.4 mmHg，AG 11.6 mEq/L です．解釈としては低酸素血症が存在します．尿所見は特に異常ありません．」

プレゼンのポイント

　　白血球数の上昇を認めている．しかし，さらに重要なのはどの分画が上昇しているか，である．詳細は成書に譲るが，分画を見ることで鑑別診断を一気に絞れることはよくある．明日からの臨床に直結するので，早いうちに覚えてしまおう．また血液ガスでは最後に必ず解釈を付ける．血液ガスの解釈には段階的なアプローチを経るので，聴衆に余計な思考時間を費させないよう，プレゼンターから提示してしまう．もちろん間違った解釈をしていれば上級医からすぐにツッコミが入る．

【画像所見】

研I「胸部単純 X 線写真ですが，このように両側びまん性のすりガラス陰影を認めます．」

上N「以前のものはありますか．比較して提示してください．」

研I「はい．こちらが症状がなかったときで昨年の 12 月のものです．」

研I「CT は今回が初めて撮影されたものです．両側肺野にびまん性の淡い粒状影を認めます．粒状影は胸膜とはわずかに距離があり，

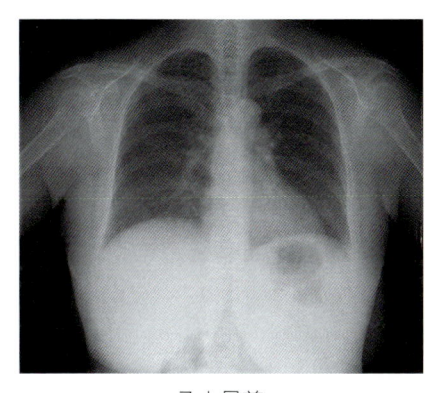

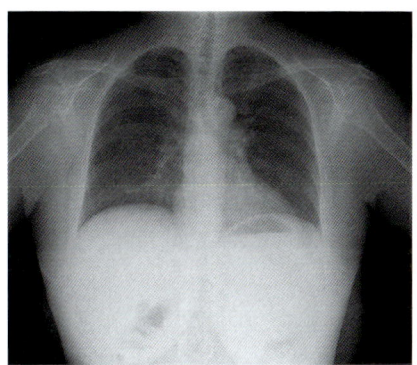

第 4 章　症例で学ぶフルプレゼンテーション【応用編】

| 7 カ月前 | 来院時 |

胸部単純 X 線所見

小葉中心性の粒状影と考えます．以上は急性過敏性肺臓炎に典型的なパターンの画像と考えます.」

研 I「呼吸機能検査では%VC が76.9，1秒率が79.3，D_{LCO}は11.6，6分間歩行検査ではSpO$_2$は89％まで低下し，総歩行距離は560 m です.」

司会 N「画像所見までで質問・コメントはありますか？」

プレゼンのポイント

画像は直近のもの，あるいは症状や所見がなかったときのものと比較しよう．

改善例　「胸部単純X線写真ですが，前年12月のものと比較するとこのように両側びまん性のすりガラス陰影を認めます．……（略）」

びまん性肺疾患はびまん性の陰影が広がる疾患群の総称で別名，間質性肺疾患とも呼ばれる．原因にはこの頁に収まり切らないほどの疾患があるが，大きくは**表 17-4** のように分類できる．遷延性咳嗽，慢性咳嗽鑑別のフローチャートからは外れてしまうが，今回は

207

表 17-4 主なびまん性肺疾患

① 特発性間質性肺炎
② 肉芽腫性肺疾患
③ 腫瘍性疾患
④ 感染性疾患
⑤ 気道系疾患
⑥ 膠原病・血管炎によるもの
⑦ 職業性・環境性の因子によるもの
⑧ 薬剤性
⑨ その他の原因不明の疾患

問診から明らかにカビの抗原に曝露されたのちの発症であるので，⑦の環境性因子が疑わしい．よって次のアセスメント＆プランで今後行う予定の検査について述べる際は，rule in するための検査＝その疾患である可能性を上げるための検査，rule out するための検査＝他の疾患である可能性を下げるための検査，のどちらであるのかを意識しながらプレゼンテーションする．

【初回アセスメント＆プラン】

司会N「それでは初回アセスメント＆プランをお願いします．」

研I「プロブレムリストですが，#1 家の掃除後の発熱・乾性咳嗽，#2 低酸素血症，#3 びまん性肺疾患が挙げられます．
診断的プランですが，毎年同じ季節に掃除をした際に発熱と咳嗽が出現したという病歴と CT 上よりびまん性肺疾患であることから，夏型過敏性肺臓炎を第一に考えます．薬剤性肺炎は被疑薬となる候補が存在しないため否定的です．抗トリコスポロンアサヒの抗体の測定と気管支鏡検査を行い，肺生検および気管支肺胞洗浄で胞隔炎や肉芽腫の所見，リンパ球 CD4/8 比の低下を確認するとともに，感染症の検索を行います．また，異型肺炎のマーカーのチェックも行います．現段階で異型肺炎やウイルス性肺炎を完全に否定する手

段はありませんが，今後の経過を見て判断したいと思います．
治療的プランですが，まずは抗原回避による改善の程度を見ます．改善が見られないようであれば他の鑑別を考えます．一方，改善が認められ過敏性肺臓炎に合致する経過であったとしても，強く症状が残るようであればステロイド治療も検討します．
初回アセスメント＆プランは以上です．」

司会N「全体を通じて質問・コメント等ありますか．」

上N「父親が寝たきりとのことですが，家での介護の状況を教えてください．」

研I「5年前に父親が大腿骨頸部骨折で寝たきりになってからは本人は退職し，一人暮らしだった父親のもとに家族と移り住んで介護をしています．デイサービスに週2回通って入浴し，要介護度は2でヘルパーさんが週に2回来るそうです．」

上N「本人さんが入院している間，要介護のお父さんの面倒は誰がみますか？」

研I「家族で相談してもらったところ，夫は自営業なので不定期に休業して介護に専念する時間を作ることになりました．さらにヘルパーさんに来てもらう回数の増加やデイサービスの活用，ショートステイへの短期入所を検討されています．」

上N「そうですか，ショートステイを検討しているようですが，何週間程度入院になりそうか，ということは家族さんに伝えていますか？ ショートステイは1か所に2〜3日しか滞在できないのが通常だと思いますが．」

研I「3週間から1か月程度は見ておいてもらったほうがいいとお伝えしています．」

上N「そうだね．そして中長期的には帰宅試験をして症状再燃の有無をチェックする必要があると思います．そしてやはり症状が容易に増悪するとなれば，将来的に抗原回避のために転居も考えたほうがいいと思います．その点についても特に今回は家庭内の状況が引

越しを難しくする可能性があるので，早めに家族さんに伝えておいてくださいね．」

研1「わかりました．」

プレゼンのポイント

　日本が超高齢社会に移行するに従って，今後患者の退院先，転院先をどこにするかは臨床医が頭を抱える問題の一つとなろう．当院では研修医が入院患者の社会背景を詳細に把握し，入院時より退院／転院調整をいかにスムーズに行うかイメージできる能力を身につけるトレーニングを行う．この症例は比較的若年であるが，家族背景が複雑なため，入院時にも家庭環境の調整が必要であった例である．

改善例

「…（略）…．父親の介護状況ですが，5年前に大腿骨頸部骨折で寝たきりになってからは退職し，一人暮らしだった父親のもとに家族と移り住んで介護をしています．デイサービスに週2回通って入浴し，要介護度は2でヘルパーさんが週に2回来るそうです．家族に相談してもらったところ，夫は自営業なので不定期に休業して介護に専念する時間を作ることになりました．さらにヘルパーさんに来てもらう回数の増加やデイサービスの活用，ショートステイへの短期入所を検討されています．中長期的には帰宅試験をして症状再燃の有無をチェックする必要があり，症状の増悪が顕著ならば，将来的に抗原回避のために転居も考えたほうがいいと考えます．

　初回アセスメント＆プランは以上です．」

研修医へオススメの文献コーナー（呼吸器疾患編）

1）久保惠嗣，他（編）：間質性肺疾患診療マニュアル．南江堂，2010.

2）日本呼吸器学会：咳嗽に関するガイドライン　第1版．2005.

3）宮城征四郎（監），石原享介，他（編）：呼吸器病レジデントマニュアル　第4版．医学書院，2008.
  京都GIMカンファレンスなどで言わずとしれた巨匠達による良書．すべての初期研修医がポケットに入れて診療に当たってほしい．鑑別診断に至る手順がよくまとまっている．

4）松村理司（監），酒見英太（編）：診察エッセンシャルズ　症状をみる危険なサインをよむ　第1版．日経メディカル開発，2009.

5）福井次矢，黒川清（監）：ハリソン内科学　第3版．メディカルサイエンスインターナショナル，2009.
  知らない者はいない内科学の王道書の一つ．

【担当：　稲尾　崇　　中塚賀也】

応用編 症例18 発熱・意識障害のために即日入院した 61歳男性 感染性心内膜炎

入院形態には，以前から入院日が予約されている「予定入院」と一般外来・救急外来からその日に入院が指示される「緊急入院／即日入院」の2形態に分類される．

即日入院は初診のため患者背景が不明であったり，検査が未施行や結果待ちであったり情報量が少ない状態で始まる．一方で患者さんの状態が悪く，「今日」入院しないと取り返しがつかないかもしれないから入院になるのである．情報も時間も限られている中で研修医は何を鑑別し，どのくらい緊急性があるのかをプレゼンテーションしなければならない．

> **学習のポイント**
> - 感染症と思しきケースに対しては，まずは感染症診療の三角形（患者背景・感染巣・原因菌）を把握することから始める．ただ，臨床現場ではそれらのいずれかが欠けている場合もしばしばあるため，その部分は推定する．かつ推定のために必要な行為を明確化する思考が重要である．
> - プレゼンは，思いのたけをすべて話す場ではない．冗長になり伝えたいことが散漫になってしまうからである．鑑別診断や治療選択に関わらないと思われる部分はなるべく省略すべきである．

症例紹介〜プレゼンテーションに至るまで

症例は61歳男性．建築業で現役バリバリ・筋骨隆々で大きな病気をしたことがないのが一番の自慢であった．数日前から体調が悪くて仕事に行けなくなり熱が出てきたため，前日に当院を受診した．そのとき採取された血液培養・尿培養で陽性報告がなされたため，自宅に緊急連絡し入院してもらった．ふたたび来院してもらった時はわけがわからないことを言うようになっていた…．

【主訴＆患者背景】

研Y「数日続く発熱に加え意識障害が出現したため即日入院となった61歳男性です．」

「患者背景です．ADLは完全自立，妻，子ども2人との4人暮らしです．職業は建築業で肉体労働者です．飲酒歴なし，喫煙はありで，20本×40年です．既往歴は特定の医療機関は受診しておらず，健診で高血圧と心臓が悪いと言われたとのことですが詳細不明です．内服薬はなく，アレルギー歴も薬物・食物ともにありません．」

プレゼンのポイント

主訴から患者背景までを聞くと，元気であった方に急速進行性の病態が起きていることが想起できる．特に発熱・意識障害からは脳髄膜炎を想像させ，一方で単純に敗血症に陥っているために意識障害をきたしている場合もあるだろう．ここまででは，臓器のどの部分に障害を起こしているか（感染フォーカス）？そしてsick contact（特に麻疹・インフルエンザなど，罹患後に脳症を起こすような病態の流行）がないかについて知りたくなる．

【現病歴】

研Y「現病歴です．同居の妻より聴取しています．入院3日前の朝より寒気を自覚し，検温すると38℃ありました．この日は仕事の打ち合わせには行きましたが，帰ってからはずっと寝込んでいました．
2日前には両手関節が痛くなってきたということです．入院前日には仕事に行けず，体調不良を自覚し当院受診しました．外来ではX線撮影して，血液検査および尿培養・血液培養2セット採取され帰宅しています．入院当日朝検査室より血液培養・尿培養が陽性との報告があり，感染巣精査・治療のため自宅に連絡し，即日入院しました．
なお，当日の朝より本人は天理の自宅に住んでいるのに「自分は京都にいる」「早く自宅に帰らないと」といった発言を認めるようになりました．
review of system ですが咳・痰は少量認めますが，妻は変化していないと感じています．その他，頭痛・鼻汁・咽頭痛・胸痛・腹痛の訴えはなく，戦慄は認めませんでした．下痢・頻尿・排尿時痛・残尿感・尿の色調変化は不明です．食事は発熱時以降普段の1～2割に低下し，飲水は一日500 mL 程度しか摂取できていなかったとのことです．ADLはずっと寝込みがちになるような低下を認めています．」

司会S「明らかな既往歴のない61歳男性が4日間持続する発熱，血液培養・尿培養陽性報告があり，即日入院しました．現病歴までで質問，コメント等ありますでしょうか？」

上I「寒気はどの程度でしたか？」

研Y「単に寒気があり持続しているとしか聞いていないので…，程度は評価できていません．」

上I「そう．寒気の程度がある程度定量化できるといいね．寒気は寒

気 mild chills・悪寒 moderate chills・戦慄 shaking chills で分類するのが望ましいね．具体的には寒気は厚着で治まる程度，悪寒は厚布団で治まる程度，戦慄は厚布団でも歯がガチガチ震えてしまう程度，とします．分けることに意味があると思いますか？」

研Y「確か戦慄のほうが重症だったと思うのですが…」

上I「菌血症のリスクが異なるんだ．悪寒がない患者と比べた場合，菌血症のリスクは shaking chills では 12.1 倍，moderate chills では 4.1 倍，mild chills では 1.8 倍上昇するので，注意して評価しよう[1]．」

上I「ペット飼育歴や海外渡航歴，sick contact の有無は確認した？」

研Y「ペットは室内犬1匹で，海外渡航歴はなしです．その他の情報としては公衆浴場や温泉の最近の利用歴はないとのことです．また，周囲に発熱や感染症を指摘された人はいないそうです．」

上S「よく聞けていますね．なるほど明らかなフォーカス・サインがないですね．となるとより詳しい問診が必要ですね．歯科治療歴は聞きましたか？」

研Y「治療中です．」

プレゼンのポイント

　情報量が多いプレゼンテーションになると何が伝えたいのかはわからなくなる．時間も長くなる．そのため，「聞いたけど必要ないであろう情報」であれば最初のプレゼンテーションでは言わなくて構わない．質問されれば答えるようにしておけば十分である．一方で「診断のヒントになる情報」は言い忘れないようにする．この辺りの取捨選択こそ，プレゼンテーションの肝である．

　今回は寒気に関しては述べる必要があった．一方で，ペット，海

外渡航歴，歯科治療歴は言わずに置いていた．訊かれたら答えられればよい．

【身体所見】

研Y「続いて身体所見に移ります．全身状態は悪く，意識は JCS3，GCS で E4V4M6 です．

身長 175 cm，体重 85 kg，バイタルサインは体温 39.8℃，脈拍 110 の整，血圧 103/69 mmHg，呼吸数 38（室内気）です．

眼瞼・眼球結膜の貧血，黄疸なし，口腔・咽頭は発赤なく乾燥，頸部は甲状腺腫大，リンパ節腫脹，頸静脈怒張はありません．

肺は副雑音は正常でラ音聴取せず，心音はⅠ音，Ⅱ音減弱亢進なく，Ⅲ音，Ⅳ音聴取せず．3LSB に最強点のある心尖部に放散する levine Ⅱ/Ⅵの拡張期雑音を認めます．腹部は平坦・軟，腫瘤，圧痛なく，腸蠕動音正常，Murphy 徴候陰性，肝叩打痛陰性，肋骨脊柱角叩打痛陰性です．

四肢は浮腫なく，両手関節は左右差なく圧痛・腫脹・可動域制限がありますが，発赤はなく，熱感は体温高く周囲との差を感じませんでした．髄膜刺激徴候は項部硬直・Brudzinski 徴候なく，Kernig 徴候も認めませんでした．」

上S「手関節には異常所見を認めますが，他の皮膚所見は丁寧に取りましたか？」

研Y「蜂窩織炎を思わせるような大きな発赤や腫脹はありませんでしたが，それ以上は詳しく見ていません．」

上S「そうですか．フォーカス不明の発熱の代表選手は感染性心内膜炎ですから，Osler 結節や Janeway 発疹がないかはチェックが必要です．また眼瞼に点状出血を認めることもあるのでまた見ておいて下さい．」

【検査所見】

研Y「検査所見です．Hb 13.9 g/dL，Ht 40.1%，Plt 13,000/μL，WBC 17,100/μL（N-Band 19.5%），CRP 30.9 mg/dL，PCT 9.9，Na 131 mEq/L，K 3.1 mEq/L，Cl 92 mEq/L，BUN 33.3 mg/dL，Cr 1.3 mg/dL，Glu 180 mg/dL，T-Chol 488 mg/dL，TP 5.8 g/dL，Alb 2.9 g/dL，LDH 823 U/L，AST 294 U/L，ALT 186 U/L，T-Bil 1.3 mg/dL（direct 77%），γ-GTP 41 U/L，ALP 226 U/L です．

凝固系は INR 1.14，APTT 34.4 sec，Fbg 588 mg/dL，AT-Ⅲ 80%，FDP 16.7 μg/mL，Hapto 357.5 mg/dL です．

CK 6,091 U/L，CK-MB 24 U/L です．

尿検査は比重 1.015，麦わら色の混濁，pH5.5，タンパク（2+），糖（−），ケトン体（−），潜血 3（+），RBC 1〜4個，WBC<1個です．

髄液検査は透明，初圧 25 mmH$_2$O，終圧 22 mmH$_2$O，TP 49 mg/dL，Glu 81 mg/dL，単核 40/3 μL，分葉核 225/3 μL です．

なお，グラム染色では血液では 2 セット 4 本すべて，尿培養からともに GPC-Cluster が検出され，菌種・感受性は結果待ちです．髄液からは確認されていません．」

研Y「画像をお願いします．」

プレゼンのポイント

①白血球で N Band にふれ，今回は有力偏移であることを伝えた．②系統的に述べたあと異常値の CK を述べ，その分画まで言及している．また血液検査・尿検査くらいはルーチンで行ってもよいが，髄液検査など通常は行わないであろう検査については，プレゼンテーションのように「髄液からは菌は確認されませんでした」な

どと理由になる部分を述べると，なぜその検査を行ったかがわかりやすくなる．

【画像所見】

研Y「入院前日の胸部単純 X 線写真です．骨・軟部組織陰影に異常はありません．CTR は 47％です．C-P angle は両側 sharp，大動脈や横隔膜陰影も明瞭に追うことができます．肺門，肺野にも特に異常影はありません．正常範囲内の胸部単純 X 線です．
そのほかの検査として脳室拡大の否定目的で腰椎穿刺前に頭部 CT を施行しています．脳室拡大は認めませんでしたが，右頭頂葉皮質下に出血を思わせる低吸収域，左小脳と右視床に梗塞像を認めました．
また，感染性心内膜炎を疑い心エコーを行っていますが，LVDd 53 mm の EF 64％で，軽度 AR が指摘されました．明らかな vegetation は指摘されませんでした．」

司会S「それでは初回アセスメント＆プランをお願いします．」

プレゼンのポイント

　画像所見では胸部単純 X 線はルーチンで撮影しているが，それ以外の画像は何らかの意図を持って撮影されることとなるので，既にアセスメントの一部が始まることになるのかもしれないが，「脳室拡大は認めませんでした」「明らかな vegetation は指摘されませんでした」などと述べると，なぜ撮ったのか，何を疑ったのかがわかり，聴衆も注目すべき点がわかってよい．

【初回アセスメント＆プラン】

🧑‍⚕️ Ｙ「プロブレムリストですが，♯1血液培養・尿培養陽性，♯2数日間の発熱・炎症反応高値，♯3両手関節痛，♯4頭部CT異常・意識障害，♯5心雑音，♯6血小板減少症，♯7腎障害，♯8 CK高値，を挙げます．

プロブレム♯1〜♯5までを一括して考えると，最も可能性が高い疾患としてブドウ球菌による血流感染症，特に感染性心内膜炎を挙げます．

ADLが非常に高く，既往歴の少ない状況での急性の発熱であることから感染症を考えます．血液培養・尿培養の菌形態からは血流感染症があり，起炎菌はブドウ球菌と考えられます．血液培養4本すべてが陽性で，翌日に陽性が判明していることから菌量が多くコンタミネーションの可能性は低いと考えられます．尿培養陽性も尿道カテーテルが入っていたわけではなく，菌血症から腎臓に感染を起こした可能性が考えられます．手関節に関しても同様に血流に菌が乗って感染をきたしたと考えるのが合理的です．意識障害に関しては現在のところ明らかな髄膜炎にはいたっておらず，高熱によるものや出血・梗塞の影響を考えています．

modified Duke criteriaでは大項目血液培養で1項目，小項目は発熱と血管病変の2項目で現在のところpossibleです．

今後の検査としては血液培養を追加していつ陰性になるかを確認する，また健診で言われていた心疾患が何であったかを問い合わせます．免疫学的にはRFを調べるのと眼科に対診を出してRoth斑の有無を調べます．Osler結節は再確認しておきます．心エコーに関しては経胸壁エコーの感度は高くないので循環器内科に相談のうえ，本日，経食道エコーをオーダーしています．なお，手関節の穿刺は試みましたが，検体は得られませんでした．

治療に関しては感受性を待てる状況ではなく，髄液を取る直前に抗生剤を開始しました．具体的にはMRSAの可能性を考慮し，また髄

膜炎が完全に否定されない状況なので髄膜移行性も考え，バンコマイシンを腎機能で調整して投与しています．本日，血中濃度測定としていますが腎機能の変化にも注意していきます．

次に血小板減少症についてですが，DICをきたしていると考えます．背景には重症感染症があり，急性期DIC scoreは5点で判定されます．TTPの可能性は溶血性貧血がないことからは否定的と考え，血小板減少が進行する場合は輸血をする予定です．

腎障害に関しては飲食量の低下からは腎前性を考えており，輸液負荷していきます．感染性心内膜炎による免疫複合体の沈着や血小板減少による消化管出血がないかには注意していきます．

CK高値に関してはどこから逸脱しているかということがまずは問題になりますが，CK高値の割にCK-MB分画は上昇しておらず，CK-MMが主と考えられます．症状からも心筋梗塞は考えづらく筋原性ということになるかと思います．蜂窩織炎や壊死性筋膜炎を思わせる皮膚の発赤や熱感もなく，アルコール摂取や薬歴なく，ここ数日寝込みがちだったというエピソードからは長期臥床による筋挫滅によるものと考えます．以上です．」

司会S「今までのところで何か質問コメント等ありませんでしょうか？」

上S「非常に細かく調べており，短時間でよくまとめられていたと思います．確かにブドウ球菌による敗血症に至っている可能性は高いでしょう．切迫感も伝わってきました．質問ですが，ブドウ球菌の侵入門戸はどこと考えていますか？」

研Y「それはちょっと思いつかなくて困っていました．透析やライン確保などblood accessはなかったので違います．歯科ですかね？」

上S「そうですね，その可能性はあります．この人の職業は？」

研Y「建築業です．」

上S「屋外でよく物を運んだりするのですよね．なら傷口がよくできるでしょう．そこが侵入門戸の可能性も考えられますね．やはり皮膚観察をしっかりしましょう．」

上S「先生は感染性心内膜炎を中心に考えていますが，確かに疑わしい状況だと思います．しかし，経食道エコーまでしてvegetationが認められない可能性もありますね．他のフォーカスは考えなくてもいいですか？」

研Y「確かに感染性心内膜炎だけに偏り過ぎているのかもしれません．感染性心内膜炎以外にブドウ球菌は化膿性脊椎炎をきたしやすいので，体動時に痛くないかあるいは脊柱叩打痛の有無を評価していきます．そのうえで感度の高い造影MRIを考慮します．」

上S「そうですね．心内膜炎そのものにも30％は化膿性脊椎炎を合併するので心内膜炎の有無にかかわらず常に念頭に置いたほうがいいでしょう[2)]．皮膚や肺は大丈夫で人工物がなく，関節を血流感染症の結果と考えるのであれば，他のフォーカスとして深部膿瘍や感染性大動脈瘤も考えていく必要があるでしょう．blood accessを今後使うときにもカテ感染を起こさないか常に気をつけましょう．」

上S「内科的治療だけで大丈夫ですか？」

研Y「もし感染性心内膜炎と確定診断されれば心臓血管外科に相談する予定です．」

上S「アセスメントはできていますが，全体的に長くなる傾向があります．どうすればコンパクトな発表になるかも考えておいてください．」

プレゼンのポイント

　今回の症例では明らかにブドウ球菌による敗血症に至っていると思われた．<u>鑑別診断を挙げるのは非常に重要であるが確定事項に関してそれ以上考える必要はない</u>．今回でいえば感染症診療の三角形

（患者背景・感染巣・原因菌）のうちブドウ球菌であることは血液・尿培養より確定しているので，他の2点について考察を深めていく．患者背景としては弁膜症の有無，手足の傷の有無，歯科治療歴の有無といった点がポイントになってくる．またプレゼンテーションの段階では感染性心内膜炎が確定しておらず，どこがフォーカスかという点で鑑別を挙げるべきである．ブドウ球菌がフォーカスを作りやすい部位，具体的には血管，骨髄，膿瘍といったところを疑っていくこととなる．治療に関しては抗菌薬加療ということになるが，感染巣に対しては移行性がどうなのか，起炎菌として何を想定したのかといったところが重要であり，抗菌薬選択の根拠になるため，確実に述べるようにする．

　最後に今回の症例ではプロブレムの数が多く，一つひとつを細かく述べていれば長くなる．聴衆もついていけなくなる．そのため，最も議論したいところとそうでないところを分けて，本題でないところは短く省略していく．最初の血流感染症を疑う過程は重要であるが，最後のCK高値に関してはもっとあっさりと述べるべきであろう．

....

（いかがだったでしょうか？　本症例はその後の診察でJaneway発疹と眼瞼結膜点状出血もあり，眼科でRoth斑も指摘された．経食道エコーでは大動脈弁にvegetationも指摘され，感染性心内膜炎と診断確定した．抗菌薬加療のみで治療終了となった．）

<引用論文>

1) Tokuda Y, Miyasato H, Stein GH, Kishaba T：The degree of chills for risk of bacteremia in acute febrile illness. Am J Med　118：1417, 2005.
2) Pigrau C：Spontaneous pyogenic vertebral osteomyelitis and endocarditis：incidence, risk factors, and outcome. Am J Med　118：1287, 2005.

研修医へオススメの文献コーナー（感染症編）

1) 岩田健太郎：感染症999の謎．メディカルサイエンスインターナショナル，2010．
   感染症診断で重要なポイントを簡潔に抜き出して書いてある．困ったときのワンポイントに．引用論文が書いてあるのも便利．

2) 社団法人日本感染症学会：感染症専門医テキスト．南江堂，2011．
   辞書として置いておくと便利．

3) 戸塚恭一，他（監修）：日本語版サンフォード感染症治療ガイド2012（第42版）．ライフ・サイエンス出版．
   感染巣や細菌から最適な抗生剤を選ぶマニュアル．患者さんの状況と合わせて使用すると有用．腎障害がある患者さんへの投与量が記載されており，投与量を考えるときには手放せない．

【担当： 吉川貴章　 砂田拓郎】

あとがき

　『病気は診るが人を診ない』と言われた医療不信からの脱却を目指して，当院では昭和51年に総合外来と総合病棟からなる総合診療を展開し，同時に患者さんの全身を診ることができる医師を養成するために独自のレジデント制度を開始しました．この初期研修制度の特徴は10か月間の総合病研修です．総合病棟は専門内科各科の患者さんが入院する混合の研修病棟で，受け持ちはすべてレジデントです．各専門科に当てはまらない患者さんやmulti-problemの患者さんは総合内科として，各専門内科と協力して，診療に当たります．この制度ができて間もなく，病棟でモーニングカンファンス（通称「アサカン」）を始めました．患者さんが入院すると，受け持ちレジデントは翌日の「アサカン」で，プレゼンテーション（プレゼン）を行い，同僚や上級医からのチェックをうけ，参加する皆で症例を把握し共有します．上級医の視点からは「プレゼンができる」ことは，「患者の病態把握は十分」として，レジデントの評価に有用ですし，実際我々は研修の目標達成度の目安としてプレゼンテーション能力は大変重視しています．このカンファレンスは，春・夏休みに各大学からやってくる見学の医学部生さんたちには，「天理名物アサカン」として評判は上々，彼らは一年先輩がアサカンでデータを空で述べるプレゼンする姿をみて感心します．

　総合診療では原因臓器に限定せず包括的な切り口で診療し，「患者を総合的に診て」，裏に隠れた病態や原因を追究します．そのために医療面接（病歴）と身体所見が大変重要です．本編でも総説で「プレゼンテーションは推理小説」と述べられたように，問診上でまず患者さんはどのような人か，日常生活（ADL）はどうだったか，それが疾患の過程でどの程度に，どんなスピードで障害されてきたのか，そもそもその病歴自体，だれから聴取されたもので信頼に値するか，等々と始まっていきます．毎朝，仲間の面前でプレゼンしていくことは，研修医間での切磋琢磨するためにとても重要です．「病歴」「身体所見」に加え，「プレゼン」能力は，重要で必須のスキルです．

　さて卒業したてのレジデントに必要なことは，「フットワーク」を使った

「上級医へのコンサルト」です．総合病棟では，各科の患者を並行して受け持つため，多彩な疾患を同時に診ることになり，専門知識を得ようとしても時間がかかります．実践に役立つ知識とテキストのギャップも大きく，自分で調べることも大切ですが，上級医の臨床力をいかに引き出すかが大切です．このコンサルトでも「プレゼン」能力は，有力なツールです．アサカンでは，ロングプレゼンですが，廊下や食堂などでの，非公式のコンサルトでは，ショートプレゼンでと臨機応変の「プレゼン」が必要となります．多忙な上級医から貴重なコメントを短時間で引き出すには，要領よい「プレゼン」が必須で，いかに簡潔にまとめるかが勝負になります．

そんなプレゼンには，一定のルールがあります．「病歴」「身体所見」「検査所見」「画像所見」「プロブレムリスト」「アセスメント＆プラン」とスタンダードな部分，さらに各内科領域，各疾患ごとに押さえるべきディスカッションポイントが個別にあります．問診では「聴くポイント」，身体所見では「診るポイント」がありますし，使う分類，病期等々でバリエーションがあります．糖尿病では体重の変化がカギで，人生のピークは何歳で何 kg か，その後の推移は，身体所見では，眼（網膜症），神経（感覚障害），腎（むくみ，蛋白尿）等はどうか…等々．

今回，レジデント諸君が自らそのノウハウをまとめた本書が出来上がりました．総説からはじまり，基礎編・応用編・ショートプレゼン等々で各領域や救急外来や他科コンサルトなどの異なった状況を 18 例のケースで網羅しています．スタンダードを身につけて，またバリエーションを覚えていく．そのような，手順で身についていく過程がよくわかります．各科で使用する「標準的な分類」「身体所見の特徴」等，さらに当院のベテラン医師のパールなどもちりばめてあります．私個人は，毎日の「カンファレンス」の実況のようで，楽しく一気に読み通しました．本書はプレゼンテーションをマスターするために必携かつ最適です．今後の診療に役立つことを祈ります．

2012 年 11 月

天理よろづ相談所病院　総合診療教育部　八田和大

初めてだってうまくいく！
よく出会う18症例で学ぶプレゼンテーション
の具体的なポイントとコツ

発　　行	2013年 1月10日　第1版第1刷
	2018年 2月20日　第1版第4刷 ⓒ
著　者	天理よろづ相談所病院レジデント
編　集	江原　　淳
監　修	中川　義久・八田　和大
発行者	青山　　智
発行所	株式会社 三輪書店
	〒113-0033　東京都文京区本郷6-17-9　本郷綱ビル
	☎03-3816-7796　FAX 03-3816-7756
	http://www.miwapubl.com
装　丁	臼井　弘志（公和図書デザイン室）
印刷所	三報社印刷 株式会社

本書の内容の無断複写・複製・転載は、著作権・出版権の侵害となりますのでご注意ください。
ISBN978-4-89590-423-0 C3047

JCOPY 〈（社）出版者著作権管理機構　委託出版物〉
本書の無断複製は著作権法上での例外を除き禁じられています。複製される場合は、
そのつど事前に、（社）出版者著作権管理機構（電話 03-3513-6969,FAX 03-3513-6979、
e-mail:info@jcopy.or.jp）の許諾を得てください。